Den Husten verstummen lassen

Symptome von trockenem Husten Und natürliche Hausmittel

Dr. Harry Rusden

Copyright © 2024 Dr. Harry Rusden
Alle Rechte vorbehalten

Inhaltsverzeichnis

I. **Einführung in trockenen Husten**
    A. Definition und Merkmale
    B. Ursachen von trockenem Husten
    C. Häufige Symptome im Zusammenhang mit trockenem Husten

II. **Die Bedeutung der Behandlung von trockenem Husten verstehen**
    A. Auswirkungen auf die Lebensqualität
    B. Mögliche Komplikationen von unbehandeltem trockenem Husten

III. **Hausmittel gegen trockenen Husten**
    A. Flüssigkeitszufuhr und Feuchtigkeit
    B. Kräutertees und Kräutertees
    C. Honig und Zitrone
    D. Dampfinhalation
    E. Gurgeln mit Salzwasser
    F. Halspastillen und Pastillen
    G. Verwendung von Luftbefeuchtern
    H. Atemübungen

IV. **Rezeptfreie Medikamente**
    A. Antitussiva
    B. schleimlösende Mittel
    C. Abschwellende Mittel

    D. Analgetika und NSAIDs

V. **Natürliche Nahrungsergänzungsmittel und Kräuter**
    A. Echinacea
    B. Ingwer
    C. Eibischwurzel
    D. Glatte Ulme
    E. Süßholzwurzel

VI. **Überlegungen zum Lebensstil und zur Ernährung**
    A. Reizstoffe vermeiden
    B. Ernährungsumstellungen
    C. Richtige Schlafhygiene

VII. **Professionelle medizinische Behandlungsmöglichkeiten**
    A. Verschreibungspflichtige Medikamente
    B. Immuntherapie
    C. Überweisung an einen Spezialisten

VIII. **Präventionsstrategien**
    A. Händehygiene
    B. Impfungen
    C. Vermeidung der Exposition gegenüber Allergenen und Reizstoffen

IX. **Wann Sie einen Arzt aufsuchen sollten**
   A. Anhaltende oder schwere Symptome
   B. Komplikationen im Zusammenhang mit trockenem Husten
   C. Grundlegende Gesundheitszustände

X. **Fazit**
   A. Zusammenfassung der wichtigsten Punkte
   B. Ermutigung zur Suche nach einer angemessenen Behandlung

Kapitel 1

I. Einführung in trockenen Husten

Ein trockener Husten ist eine Hustenart, die weder Schleim noch Schleim produziert. Es ist häufig durch ein kitzelndes Gefühl oder eine Reizung im Hals gekennzeichnet, was zu wiederholtem Husten ohne Sekretausstoß führt. Obwohl er möglicherweise nicht so schwerwiegend ist wie ein produktiver Husten, kann ein trockener Husten dennoch lästig sein und die täglichen Aktivitäten und den Schlaf beeinträchtigen.

A. **Definition und Merkmale**
   1. Definition von trockenem Husten
   2. Unterscheidung zwischen trockenem Husten und produktivem Husten

B. **Ursachen von trockenem Husten**
   1. Häufige Ursachen:
      A. Virusinfektionen (z. B. Erkältung, Grippe)
      B. Allergien (z. B. Heuschnupfen, Hausstaubmilben, Tierhaare)
      C. Umweltreizstoffe (z. B. Rauch, Umweltverschmutzung)
      D. Asthma
      e. Postnasaler Tropf

2. Weniger häufige Ursachen:
   A. Gastroösophageale Refluxkrankheit (GERD)
   B. Medikamente (z. B. ACE-Hemmer)
   C. Chronische Atemwegserkrankungen (z. B. COPD)
   D. Lungeninfektionen (z. B. Lungenentzündung)
   e. Pertussis (Keuchhusten)

C. Häufige Symptome im Zusammenhang mit trockenem Husten
1. Kitzelgefühl im Hals
2. Anhaltender oder intermittierender Husten
3. Halsschmerzen
4. Heiserkeit
5. Atembeschwerden (in schweren Fällen)

Das Verständnis dieser einleitenden Aspekte des trockenen Hustens schafft die Grundlage für die Erforschung seiner Behandlungs- und Managementstrategien.

A. Definition und Merkmale

1. **Definition von trockenem Husten** :

- Ein trockener Husten, auch unproduktiver Husten genannt, ist ein Husten, der weder Schleim noch Schleim produziert.
- Es ist durch das Fehlen von Sekreten in den Atemwegen gekennzeichnet, was zu einem anhaltenden, oft irritierenden Hustenreflex führt.

2. **Unterscheidung zwischen trockenem Husten und produktivem Husten** :
- Trockener Husten: Produziert keinen Schleim oder Schleim, oft begleitet von einem Kitzelgefühl im Hals.
- Produktiver Husten: Produziert Schleim oder Schleim, der in Farbe und Konsistenz variieren kann und die Reinigung der Atemwege unterstützt.

Das Verständnis des Unterschieds zwischen trockenem Husten und produktivem Husten hilft bei der Ermittlung geeigneter Behandlungs- und Managementstrategien, die auf die zugrunde liegende Ursache zugeschnitten sind.

B. **Ursachen von trockenem Husten**

1. **Häufige Ursachen** :
   A. **Virusinfektionen** :
      - Erkältung
      - Influenza (Grippe)

       - Infektion mit dem Respiratory Syncytial Virus (RSV).
- B. **Allergien** :
  - Heuschnupfen (allergische Rhinitis)
  - Allergische Reaktionen auf Hausstaubmilben, Pollen, Schimmel oder Tierhaare
- C. **Umweltreizstoffe** :
  - Tabakrauch
  - Luftverschmutzung
  - Chemische Dämpfe oder Reizstoffe
- D. **Asthma** :
  - Allergisches Asthma
  - Belastungsbedingtes Asthma
  - Berufsbedingtes Asthma
- e. **Postnasaler Tropf** :
  - Nebenhöhlenentzündungen (Sinusitis)
  - Rhinitis (Entzündung der Nasengänge)
  - Nasenpolypen

2. **Weniger häufige Ursachen** :
- A. **Gastroösophageale Refluxkrankheit (GERD)** :
  - Saurer Reflux reizt den Hals und führt zu trockenem Husten.
- B. **Medikamente** :
  - Angiotensin-Converting-Enzym (ACE)-Hemmer können bei manchen Personen einen anhaltenden trockenen Husten verursachen.

C. **Chronische Atemwegserkrankungen** :
- Chronisch obstruktive Lungenerkrankung (COPD)
- Bronchiektasie
- Interstitielle Lungenerkrankungen

D. **Lungeninfektionen** :
- Lungenentzündung
- Tuberkulose (TB)
- Pilzinfektionen

e. **Pertussis (Keuchhusten)** :
- Eine bakterielle Infektion, die schwere Hustenanfälle verursacht, oft mit einem charakteristischen „Keuchhusten".

Die Identifizierung der zugrunde liegenden Ursache von trockenem Husten ist für eine wirksame Behandlung und Behandlung von entscheidender Bedeutung. In einigen Fällen kann eine medizinische Untersuchung erforderlich sein, um die spezifische Ursache zu ermitteln.

C. Häufige Symptome im Zusammenhang mit trockenem Husten

1. **Kitzelgefühl im Hals** :

- Personen mit trockenem Husten verspüren häufig ein anhaltendes Kitzel- oder Reizgefühl im Hals, das den Hustenreflex auslöst.

2. **Anhaltender oder intermittierender Husten** :
   - Trockener Husten kann durch wiederholte, unproduktive Hustenanfälle gekennzeichnet sein, die tagsüber oder nachts auftreten.

3. **Halsschmerzen** :
   - Der anhaltende Hustenanfall, der mit einem trockenen Husten einhergeht, kann zu Beschwerden und Schmerzen im Hals führen.

4. **Heiserkeit** :
   - Längere Hustenanfälle können aufgrund der Belastung der Stimmbänder zu Heiserkeit oder Veränderungen der Stimmqualität führen.

5. **Atembeschwerden (in schweren Fällen)** :
   - In einigen Fällen, insbesondere wenn die zugrunde liegende Ursache Asthma oder eine andere Atemwegserkrankung ist, kann es während oder nach Hustenanfällen zu Atembeschwerden oder Kurzatmigkeit kommen.

6. **Schlafstörungen** :

- Trockener Husten kann den Schlafrhythmus stören und aufgrund häufiger nächtlicher Hustenanfälle zu Schlaflosigkeit oder schlechter Schlafqualität führen.

7. **Müdigkeit und Reizbarkeit** :
- Chronischer trockener Husten kann aufgrund der körperlichen Belastung und des Mangels an erholsamem Schlaf zu Müdigkeit und Reizbarkeit führen.

8. **Eingeschränkte körperliche Aktivität** :
- Schwerer oder anhaltender trockener Husten kann die Fähigkeit des Einzelnen einschränken, sich körperlich zu betätigen oder alltägliche Aufgaben bequem zu erledigen.

Das Erkennen dieser häufigen Symptome im Zusammenhang mit trockenem Husten kann Einzelpersonen dabei helfen, geeignete Behandlungs- und Managementstrategien zu finden, um Beschwerden zu lindern und die Lebensqualität zu verbessern.

Kapitel 2

Die Bedeutung der Behandlung von trockenem Husten verstehen

Obwohl ein trockener Husten oft als weniger schwerwiegend angesehen wird als ein produktiver Husten, kann er erhebliche Auswirkungen auf die Gesundheit und das Wohlbefinden einer Person haben. Die rechtzeitige Behandlung und Behandlung von trockenem Husten ist wichtig, um möglichen Komplikationen vorzubeugen und die allgemeine Lebensqualität zu verbessern.

A. **Auswirkungen auf die Lebensqualität**
1. **Störung der täglichen Aktivitäten** : Anhaltende Hustenanfälle können die Arbeit, die Schule und andere tägliche Aufgaben beeinträchtigen und zu verminderter Produktivität und Leistung führen.
2. **Schlafstörungen** : Nächtlicher Husten kann den Schlafrhythmus stören und zu Schlaflosigkeit, Müdigkeit und Tagesschläfrigkeit führen.
3. **Körperliche Beschwerden** : Die ständige Reizung und Belastung des Halses durch trockenen Husten kann zu Schmerzen, Heiserkeit und allgemeinem körperlichen Unbehagen führen.

4. **Psychologische Auswirkungen** : Chronischer Husten kann zu Frustration, Angst und vermindertem Selbstwertgefühl führen und sich auf das geistige Wohlbefinden und die allgemeine Lebensqualität auswirken.

B. **Mögliche Komplikationen von unbehandeltem trockenem Husten**

1. **Atemwegsinfektionen** : Längerer Husten schwächt das Immunsystem und erhöht die Anfälligkeit für Atemwegsinfektionen wie Bronchitis und Lungenentzündung.

2. **Muskel-Skelett-Belastung** : Anhaltender Husten kann die Brust-, Bauch- und Rückenmuskulatur belasten und zu Schmerzen und Beschwerden führen.

3. **Verschlechterung der Grunderkrankungen** : Das Ignorieren eines trockenen Hustens kann dazu führen, dass sich Grunderkrankungen wie Asthma oder GERD mit der Zeit verschlimmern, was möglicherweise zu schwerwiegenderen Symptomen und Komplikationen führt.

4. **Schlafstörungen** : Chronischer Husten kann zur Entwicklung von Schlafstörungen wie Schlaflosigkeit und Schlafapnoe beitragen und Müdigkeit und Tagesschläfrigkeit weiter verschlimmern.

5. **Soziale Isolation** : Peinlichkeit oder Unbehagen im Zusammenhang mit häufigem Husten können zu sozialem Rückzug und Isolation führen und sich auf Beziehungen und das geistige Wohlbefinden auswirken.

Das Verständnis für die Bedeutung der Behandlung von trockenem Husten geht über die Symptombehandlung hinaus; Dabei geht es darum, die zugrunde liegenden Ursachen anzugehen, Komplikationen vorzubeugen und die allgemeine Lebensqualität zu verbessern. Um die Auswirkungen von trockenem Husten auf die körperliche und emotionale Gesundheit zu mildern, sind schnelles Eingreifen und geeignete Behandlungsstrategien von entscheidender Bedeutung.

A. **Auswirkungen auf die Lebensqualität**

1. **Störung der täglichen Aktivitäten** :
   - Anhaltende Hustenanfälle können den Alltag stören und es schwierig machen, sich auf die Arbeit, die Schule oder die Hausarbeit zu konzentrieren.
   - Einzelpersonen können sich gezwungen fühlen, soziale Interaktionen einzuschränken oder öffentliche Räume zu meiden, weil ihnen das

häufige Husten peinlich ist oder sie sich unwohl fühlen.

2. **Schlafstörungen** :
   - Nächtliche Hustenanfälle können die Schlafqualität erheblich beeinträchtigen und zu Schlaflosigkeit, häufigem Aufwachen und Tagesmüdigkeit führen.
   - Chronische Schlafstörungen können zu Stimmungsstörungen, Reizbarkeit und einer verminderten kognitiven Funktion im Wachzustand führen.

3. **Körperliche Beschwerden** :
   - Die ständige Reizung und Belastung der Hals- und Brustmuskulatur kann zu Schmerzen, Heiserkeit und Unwohlsein führen.
   - Längerer Husten kann zu Kopfschmerzen, Brustschmerzen und einer Überanstrengung der Bauchmuskulatur führen, was das Wohlbefinden und Wohlbefinden weiter beeinträchtigt.

4. **Psychologische Auswirkungen** :
   - Das Leben mit einem chronischen trockenen Husten kann sich negativ auf die psychische Gesundheit auswirken und zu erhöhtem Stress, Ängsten und Frustration führen.

- Einzelpersonen können Gefühle der Verlegenheit, des Selbstbewusstseins oder der sozialen Isolation verspüren, die sich auf das Selbstwertgefühl und das allgemeine emotionale Wohlbefinden auswirken.

5. **Verminderte Produktivität und Engagement** :
    - Die körperliche und emotionale Belastung durch anhaltenden Husten kann die Produktivität und das Engagement bei Aktivitäten beeinträchtigen.
    - Einzelpersonen haben möglicherweise Schwierigkeiten, sich zu konzentrieren, Aufgaben effizient zu erledigen oder an Freizeitaktivitäten teilzunehmen, die ihnen Spaß machen.

6. **Einschränkungen bei körperlicher Aktivität** :
    - Schwere Hustenanfälle können die Fähigkeit des Einzelnen, sich körperlich zu betätigen oder anderen Aktivitäten nachzugehen, einschränken, was zu einer verminderten Fitness und einer möglichen Gewichtszunahme führen kann.
    - Die Vermeidung körperlicher Anstrengung aus Angst vor Hustenanfällen kann zusätzlich zu einer sitzenden Lebensweise und den damit verbundenen Gesundheitsrisiken beitragen.

7. **Auswirkungen auf Beziehungen :**
   - Chronischer Husten kann die Beziehungen zu Familie, Freunden und Kollegen belasten, insbesondere wenn andere ihn als störend oder störend empfinden.
   - Einzelpersonen können sich isoliert oder missverstanden fühlen, was zu Kommunikationsbarrieren und zwischenmenschlichen Herausforderungen führt.

Um die Auswirkungen von trockenem Husten auf die Lebensqualität anzugehen, müssen nicht nur die körperlichen Symptome behandelt werden, sondern auch die emotionalen und sozialen Aspekte des Lebens mit einer chronischen Erkrankung unterstützt werden. Effektive Behandlungs- und Bewältigungsstrategien können dazu beitragen, Störungen zu minimieren und das allgemeine Wohlbefinden von Personen mit trockenem Husten zu verbessern.

B. Mögliche Komplikationen von unbehandeltem trockenem Husten

1. **Atemwegsinfektionen :**
   - Anhaltender Husten schwächt die Abwehrkräfte der Atemwege und erhöht das Risiko,

sekundäre bakterielle oder virale Infektionen wie Bronchitis oder Lungenentzündung zu entwickeln.
   - Diese Infektionen können schwerwiegender sein und erfordern zusätzliche medizinische Eingriffe, einschließlich Antibiotika oder antivirale Medikamente.

2. **Muskel-Skelett-Belastung** :
   - Chronischer Husten kann die Brust-, Bauch- und Rückenmuskulatur belasten und zu Unwohlsein, Schmerzen und sogar Verletzungen des Bewegungsapparates führen.
   - Im Laufe der Zeit kann diese Belastung zu anhaltenden Schmerzen, eingeschränkter Mobilität und verminderter Lebensqualität führen.

3. **Verschlechterung der Rahmenbedingungen** :
   - Das Ignorieren eines trockenen Hustens kann dazu führen, dass sich Grunderkrankungen wie Asthma, chronisch obstruktive Lungenerkrankung (COPD) oder gastroösophageale Refluxkrankheit (GERD) verschlimmern.
   - Unbehandelte Grunderkrankungen können zu einer fortschreitenden Beeinträchtigung der Atemwege, einer Verschlimmerung der Symptome und Komplikationen führen, die eine aggressivere Behandlung erfordern.

4. **Schlafstörungen** :
   - Chronischer Husten kann den normalen Schlafrhythmus stören und zu Schlafstörungen wie Schlaflosigkeit, fragmentiertem Schlaf und Tagesmüdigkeit führen.
   - Längere Schlafstörungen können die kognitiven Funktionen, die Stimmungsregulierung und die allgemeine Lebensqualität beeinträchtigen und das Risiko für die Entwicklung von Schlafstörungen wie Schlafapnoe erhöhen.

5. **Soziale Isolation** :
   - Peinlichkeit, Unbehagen oder Unannehmlichkeiten, die mit häufigem Husten einhergehen, können zu sozialem Rückzug, Vermeidung gesellschaftlicher Zusammenkünfte oder Zurückhaltung bei der Teilnahme an öffentlichen Aktivitäten führen.
   - Soziale Isolation kann sich negativ auf die psychische Gesundheit auswirken und zu Einsamkeitsgefühlen, Depressionen und Angstzuständen führen, was die Auswirkungen von unbehandeltem Husten noch verschlimmert.

6. **Beeinträchtigte Immunfunktion** :
   - Chronischer Husten kann das Immunsystem zusätzlich belasten und möglicherweise seine

Fähigkeit zur Abwehr von Infektionen und anderen Krankheiten beeinträchtigen.

- Eine verminderte Immunfunktion kann zu häufigeren Erkrankungen, längeren Genesungszeiten und einer erhöhten Anfälligkeit für Komplikationen führen.

7. **Verminderte Lebensqualität** :
- Unbehandelt kann chronischer trockener Husten die Lebensqualität erheblich beeinträchtigen und sich auf die körperliche Gesundheit, das emotionale Wohlbefinden und das soziale Funktionieren auswirken.
- Die kumulativen Auswirkungen von unbehandeltem Husten können zu Funktionseinschränkungen, verminderter Unabhängigkeit und verminderter allgemeiner Lebenszufriedenheit führen.

Um das Risiko von Komplikationen zu minimieren, die Symptome zu lindern und das allgemeine Wohlbefinden zu steigern, ist es wichtig, trockenen Husten umgehend anzugehen und zu behandeln. Eine ärztliche Untersuchung und die Einführung geeigneter Behandlungsstrategien können dazu beitragen, die langfristigen Folgen eines unbehandelten Hustens zu verhindern.

Kapitel 3

Hausmittel gegen trockenen Husten

Hausmittel können häufig die Symptome von trockenem Husten lindern und helfen, den Hals zu beruhigen. Diese natürlichen Heilmittel sind im Allgemeinen sicher und können leicht in die tägliche Routine zur Symptombehandlung integriert werden.

A. **Hydratation und Feuchtigkeit**

1. Das Trinken reichlicher Flüssigkeiten wie Wasser, Kräutertees oder warmer Brühe trägt dazu bei, den Hals mit Feuchtigkeit zu versorgen und Reizungen zu lindern.

2. Die Verwendung eines Luftbefeuchters oder der Dampfinhalation kann der Luft Feuchtigkeit hinzufügen, wodurch die Trockenheit im Hals verringert und Husten gelindert wird.

B. **Kräutertees und Aufgüsse**

1. Kräutertees mit Inhaltsstoffen wie Ingwer, Kamille, Pfefferminze oder Süßholzwurzel können bei trockenem Husten Linderung verschaffen.

2. Die Zugabe von Honig oder Zitrone zu Kräutertees kann deren beruhigende Wirkung

verstärken und zur Linderung von Halsreizungen beitragen.

C. **Honig und Zitrone**
1. Der Verzehr eines Teelöffels Honig oder Zitrone gemischt mit warmem Wasser kann helfen, den Hals zu bedecken und Husten zu lindern.
2. Honig hat natürliche antimikrobielle Eigenschaften, während Zitrone Vitamin C und Antioxidantien zur Unterstützung der Immungesundheit liefert.

D. **Dampfinhalation**
1. Das Einatmen von Dampf aus einer Schüssel mit heißem Wasser oder einer Dampfdusche kann helfen, die Atemwege zu befeuchten, Schleim zu lösen und die Symptome von trockenem Husten zu lindern.
2. Die Zugabe von ätherischen Ölen wie Eukalyptus oder Pfefferminze zum Dampf kann für eine zusätzliche Linderung der Atemwege sorgen.

E. **Gurgeln mit Salzwasser**
1. Gurgeln mit warmem Salzwasser hilft, Halsentzündungen zu lindern, Reizungen zu lindern und die Symptome von trockenem Husten zu lindern.

2. Mischen Sie einen halben bis einen Teelöffel Salz in einem Glas warmem Wasser und gurgeln Sie 30 Sekunden lang, bevor Sie es ausspucken.

F. **Halspastillen und Pastillen**
1. Das Lutschen von Halspastillen oder Pastillen mit Menthol, Eukalyptus oder Honig kann helfen, Halsreizungen zu lindern und Hustenreflexe zu unterdrücken.
2. Wählen Sie Lutschtabletten ohne Zucker oder künstliche Zusatzstoffe für optimalen Halskomfort.

G. **Verwendung von Luftbefeuchtern**
1. Die Verwendung eines Luftbefeuchters im Schlafzimmer oder in anderen häufig genutzten Bereichen trägt zur Aufrechterhaltung einer optimalen Luftfeuchtigkeit bei, beugt Halstrockenheit vor und reduziert Husten.
2. Reinigen Sie Luftbefeuchter regelmäßig, um Bakterienwachstum zu verhindern und die Luftqualität aufrechtzuerhalten.

H. **Atemübungen**
1. Das Praktizieren tiefer Atemübungen wie Zwerchfellatmung oder Lippenspitzatmung kann helfen, die Atemmuskulatur zu entspannen und Husten zu reduzieren.

2. Atemübungen fördern auch eine bessere Lungenfunktion und Sauerstoffversorgung und unterstützen so die allgemeine Gesundheit der Atemwege.

Diese Hausmittel bieten natürliche und leicht zugängliche Möglichkeiten, die Symptome von trockenem Husten zu lindern und das Wohlbefinden im Hals zu fördern. Personen mit anhaltenden oder schweren Hustensymptomen sollten jedoch für eine ordnungsgemäße Diagnose und Behandlung einen Arzt aufsuchen.

A. **Hydratation und Feuchtigkeit**

1. **Viel Flüssigkeit trinken** :
    - Eine ausreichende Flüssigkeitszufuhr ist wichtig, um die Feuchtigkeit im Hals und in den Atemwegen aufrechtzuerhalten, Halsreizungen zu reduzieren und trockenen Husten zu lindern.
    - Zu den empfohlenen Flüssigkeiten gehören Wasser, Kräutertees, warme Brühe und klare Suppen.
    - Vermeiden Sie koffeinhaltige und alkoholische Getränke, da diese zur Dehydrierung beitragen können.

2. **Verwendung eines Luftbefeuchters** :

- Das Hinzufügen von Feuchtigkeit zur Luft mit einem Luftbefeuchter kann helfen, trockenen Husten zu lindern, indem es Trockenheit im Hals und in den Atemwegen verhindert.

- Stellen Sie einen Luftbefeuchter im Schlafzimmer oder in häufig genutzten Bereichen auf, insbesondere bei trockenem Wetter oder in den Wintermonaten, wenn die Raumluft tendenziell trockener ist.

- Reinigen Sie den Luftbefeuchter regelmäßig, um die Bildung von Schimmel und Bakterien zu verhindern, die die Atemwegsbeschwerden verschlimmern können.

3. **Dampfinhalation** :

- Das Einatmen von Dampf aus einer Schüssel mit heißem Wasser oder einer Dampfdusche kann bei trockenem Husten sofortige Linderung verschaffen.

- Dampf befeuchtet den Hals, löst Schleim und lindert Husten, indem er gereizte Atemwege beruhigt.

- Die Zugabe von ätherischen Ölen wie Eukalyptus oder Pfefferminze zum Dampf kann zusätzliche Vorteile für die Atemwege bieten.

4. **Entwässernde Substanzen vermeiden** :
   - Die Begrenzung des Konsums dehydrierender Substanzen wie Koffein und Alkohol kann dazu beitragen, ein optimales Flüssigkeitsniveau aufrechtzuerhalten und eine Verschlimmerung der Symptome von trockenem Husten zu verhindern.
   - Diese Substanzen können zu Trockenheit im Hals beitragen und den Hustenreiz verschlimmern. Daher ist es am besten, ihre Aufnahme zu minimieren, insbesondere während Hustenphasen.

Die Sicherstellung einer ausreichenden Flüssigkeitszufuhr und Befeuchtung des Rachens und der Atemwege ist ein grundlegender Aspekt bei der Behandlung der Symptome von trockenem Husten. Die Integration dieser einfachen Strategien in den Alltag kann dazu beitragen, Beschwerden zu lindern und die Gesundheit der Atemwege zu fördern.

B. **Kräutertees und Aufgüsse**

1. **Ingwertee** :
   - Ingwer hat entzündungshemmende und antimikrobielle Eigenschaften, die helfen können, Halsreizungen zu lindern und Husten zu reduzieren.

- Frische Ingwerscheiben oder geriebene Ingwerwurzel 5-10 Minuten in heißem Wasser einweichen, dann abseihen und trinken.

- Die Zugabe von Honig und Zitrone zum Ingwertee kann seinen Geschmack und seine therapeutische Wirkung verstärken.

2. **Kamillentee** :

- Kamille hat beruhigende und entzündungshemmende Eigenschaften, wodurch sie Halsbeschwerden lindert und Husten lindert.

- Kamillenteebeutel oder getrocknete Kamillenblüten 5–10 Minuten in heißem Wasser ziehen lassen, dann abseihen und genießen.

- Kamillentee fördert besonders die Entspannung und verbessert die Schlafqualität.

3. **Pfefferminztee** :

- Pfefferminze enthält Menthol, das als natürliches abschwellendes und halsberuhigendes Mittel wirkt und dabei hilft, Husten zu lindern und das Atmen zu erleichtern.

- Pfefferminzteebeutel oder frische Pfefferminzblätter 5–10 Minuten in heißem Wasser ziehen lassen, dann abseihen und trinken.

- Pfefferminztee hat einen erfrischenden Geschmack und kann helfen, die Nasenwege zu reinigen und Halsreizungen zu lindern.

4. **Süßholzwurzeltee** :
   - Süßholzwurzel hat lindernde Eigenschaften, was bedeutet, dass sie einen beruhigenden Film auf der Rachenschleimhaut bildet und Reizungen und Husten reduziert.
   - Süßholzwurzel-Teebeutel oder getrocknete Süßholzwurzelscheiben 5–10 Minuten in heißem Wasser einweichen, dann abseihen und genießen.
   - Süßholzwurzeltee hat einen süßen und leicht erdigen Geschmack und ist daher eine beliebte Wahl zur Linderung von trockenen Hustensymptomen.

5. **Thymian-Tee** :
   - Thymian enthält Verbindungen mit schleimlösenden und antimikrobiellen Eigenschaften, die helfen können, Schleim zu lösen und Husten zu lindern.
   - Frische oder getrocknete Thymianblätter 5-10 Minuten in heißem Wasser einweichen, dann abseihen und trinken.
   - Thymian-Tee hat einen angenehmen Kräutergeschmack und kann für zusätzliche Süße und eine beruhigende Wirkung auf den Hals mit Honig oder Zitrone verfeinert werden.

Die Einbeziehung von Kräutertees und Aufgüssen in Ihre tägliche Routine kann die Symptome von trockenem Husten auf natürliche Weise lindern und bietet gleichzeitig zusätzliche gesundheitliche Vorteile. Experimentieren Sie mit verschiedenen Kräutermischungen und Geschmacksrichtungen, um herauszufinden, welche für Sie am besten geeignet sind.

C. Honig und Zitrone

1. **Honig** :
   - Honig hat natürliche antimikrobielle und entzündungshemmende Eigenschaften, die helfen können, Halsschmerzen zu lindern und Husten zu unterdrücken.
   - Es bildet einen Schutzmantel über dem Hals, der Reizungen reduziert und die Symptome von trockenem Husten lindert.
   - Der Verzehr eines Teelöffels rohen Honigs allein oder gemischt mit warmem Wasser kann bei trockenem Husten sofortige Linderung verschaffen.

2. **Zitrone** :
   - Zitrone ist reich an Vitamin C und Antioxidantien, die die Gesundheit des Immunsystems unterstützen und bei der Abwehr von Infektionen helfen.

- Es enthält außerdem Zitronensäure, die helfen kann, Schleim aufzulösen und Halsreizungen zu lindern.
- Wenn Sie frischen Zitronensaft in warmes Wasser oder Kräutertee pressen und nach Belieben Honig hinzufügen, entsteht ein beruhigendes und erfrischendes Getränk zur Linderung von trockenem Husten.

3. **Honig-Zitronen-Getränk** :
- Die Kombination von Honig und Zitrone ergibt ein wirksames natürliches Heilmittel gegen trockenen Husten.
- Mischen Sie gleiche Teile Honig und frisch gepressten Zitronensaft in warmem Wasser und rühren Sie, bis alles gut vermischt ist.
- Trinken Sie dieses beruhigende Getränk den ganzen Tag über, um den Hals mit Feuchtigkeit zu versorgen, Husten zu unterdrücken und die Immunfunktion zu stärken.

4. **Honig-Zitronen-Hustensaft** :
- Um einen hausgemachten Hustensaft herzustellen, vermischen Sie gleiche Teile Honig und Zitronensaft in einem kleinen Behälter.

- Nehmen Sie je nach Bedarf ein bis zwei Teelöffel Sirup ein, um die Symptome von trockenem Husten zu lindern.
- Bewahren Sie den Sirup bis zu einer Woche im Kühlschrank auf und schütteln Sie ihn vor jedem Gebrauch gut.

5. **Vorsichtsmaßnahmen** :
- Beachten Sie, dass Säuglingen unter einem Jahr wegen der Gefahr von Säuglingsbotulismus kein Honig verabreicht werden sollte.
- Seien Sie beim Verzehr von Zitronensaft vorsichtig, wenn Sie empfindliche Zähne oder sauren Reflux haben, da dies bei manchen Personen diese Beschwerden verschlimmern kann.

Die Einbeziehung von Honig und Zitrone in Ihre tägliche Routine kann die Symptome von trockenem Husten auf natürliche Weise lindern und gleichzeitig die allgemeine Gesundheit und das Wohlbefinden unterstützen. Passen Sie das Verhältnis von Honig zu Zitrone entsprechend Ihren Geschmacksvorlieben und der Schwere der Symptome an.

D. Dampfinhalation

1. **Methode** :
   - Kochen Sie Wasser in einem Topf oder Wasserkocher, bis Dampf entsteht.
   - Gießen Sie das heiße Wasser vorsichtig in eine große Schüssel oder Schüssel.
   - Optional: Fügen Sie dem Wasser ein paar Tropfen ätherische Öle wie Eukalyptus oder Pfefferminze hinzu, um die Atemwege zusätzlich zu verbessern.
   - Positionieren Sie Ihr Gesicht über der Schüssel und legen Sie ein Handtuch über Ihren Kopf, um ein Zelt zu bilden, das den Dampf auffängt.
   - Atmen Sie einige Minuten lang tief durch die Nase ein, damit der Dampf in Ihre Atemwege eindringen und Halsreizungen lindern kann.

2. **Vorteile** :
   - Das Einatmen von Dampf trägt zur Befeuchtung der Atemwege bei, löst Schleim und Schleim und lindert Verstopfungen.
   - Es kann auch Trockenheit und Reizungen im Hals lindern, Husten lindern und die Atemwege angenehmer machen.
   - Die Zugabe ätherischer Öle zum Dampf kann zusätzliche therapeutische Vorteile wie Entstauung und Entspannung bieten.

3. **Vorsichtsmaßnahmen** :
- Seien Sie beim Umgang mit heißem Wasser vorsichtig, um Verbrennungen oder Verbrühungen zu vermeiden.
- Halten Sie einen Sicherheitsabstand zum Dampf ein, um versehentliche Verletzungen zu vermeiden.
- Beaufsichtigen Sie Kinder während der Dampfinhalation genau, um ihre Sicherheit zu gewährleisten.
- Personen mit bestimmten Atemwegserkrankungen wie Asthma sollten vor der Anwendung von Dampfinhalationen einen Arzt konsultieren, da dies in manchen Fällen zu einer Verschlimmerung der Symptome führen kann.

4. **Häufigkeit** :
- Die Dampfinhalation kann mehrmals täglich oder nach Bedarf durchgeführt werden, um die Symptome von trockenem Husten zu lindern.
- Besonders vorteilhaft ist es vor dem Schlafengehen, um die Entspannung zu fördern und die Schlafqualität zu verbessern.

5. **Alternative Methode** :
- Für eine bequemere Option erwägen Sie die Verwendung eines Dampfinhalators oder Gesichtsbedampfers, der eine kontrollierte

Dampfabgabe ermöglicht und möglicherweise zusätzliche Funktionen wie die Aromatherapie-Diffusion umfasst.

Die Dampfinhalation ist ein einfaches, aber wirksames Hausmittel gegen trockenen Husten. Sie lindert sofort, indem sie die Atemwege mit Feuchtigkeit versorgt und Halsreizungen lindert. Integrieren Sie dieses natürliche Heilmittel in Ihren Alltag, um Husten zu lindern und die Atmung zu erleichtern.

E. **Gurgeln mit Salzwasser**

1. **Vorbereitung** :
   - Mischen Sie etwa einen halben bis einen Teelöffel Salz in ein Glas warmes Wasser.
   - Rühren Sie die Lösung, bis sich das Salz vollständig aufgelöst hat.

2. **Gurgeltechnik** :
   - Nehmen Sie einen Schluck der Salzwasserlösung und neigen Sie Ihren Kopf leicht nach hinten.
   - Gurgeln Sie die Lösung etwa 30 Sekunden bis eine Minute lang in Ihrem Rachen, damit sie in den Rachenraum und die Mandeln gelangen kann.

- Vermeiden Sie es, beim Gurgeln Salzwasser zu schlucken.

- Nach dem Gurgeln die Salzwasserlösung ausspucken.

3. **Vorteile** :

- Gurgeln mit Salzwasser lindert Halsreizungen, lindert Entzündungen und lindert trockenen Husten.

- Die Salzwasserlösung hilft, überschüssigen Schleim und Bakterien aus dem Hals zu entfernen und sorgt so für eine sauberere und gesündere Umgebung.

- Salz hat antiseptische Eigenschaften, die dabei helfen können, Bakterien und Viren im Hals abzutöten und so möglicherweise das Infektionsrisiko zu verringern.

4. **Häufigkeit** :

- Gurgeln Sie mehrmals täglich oder nach Bedarf mit Salzwasser, um die Symptome von trockenem Husten zu lindern.

- Besonders wohltuend ist es, nach dem Essen oder vor dem Zubettgehen mit Salzwasser zu gurgeln, um den Hals zu reinigen und das Wohlbefinden zu fördern.

5. **Vorsichtsmaßnahmen** :
   - Vermeiden Sie übermäßig viel Salz in der Gurgellösung, da dies zu Reizungen oder Beschwerden führen kann.
   - Schlucken Sie die Salzwasserlösung nicht, da dies zu Dehydrierung oder Elektrolytstörungen führen kann.
   - Personen mit hohem Blutdruck oder anderen Erkrankungen sollten einen Arzt konsultieren, bevor sie regelmäßig mit Salzwasser gurgeln.

Gurgeln mit Salzwasser ist ein einfaches und wirksames Hausmittel zur Linderung der Symptome von trockenem Husten und zur Verbesserung des Halsgefühls. Integrieren Sie dieses natürliche Heilmittel in Ihre tägliche Routine, um Halsreizungen zu lindern und die Gesundheit der Atemwege zu unterstützen.

F. **Halspastillen und Pastillen**

1. **Auswahl** :
   - Wählen Sie Halspastillen oder Pastillen, die beruhigende Inhaltsstoffe wie Menthol, Eukalyptus, Honig oder Kräuterextrakte enthalten.
   - Suchen Sie nach Produkten, die als zuckerfrei oder mit natürlichen Süßungsmitteln

gekennzeichnet sind, um eine übermäßige Zuckeraufnahme zu vermeiden.

2. **Verwendung** :
- Nehmen Sie eine Halstablette oder Pastille in den Mund und lassen Sie sie langsam zergehen.
- Lutschen Sie regelmäßig über den Tag verteilt oder nach Bedarf an der Lutschtablette oder Pastille, um Halsreizungen zu lindern und trockenen Husten zu unterdrücken.
- Vermeiden Sie es, die Lutschtablette im Ganzen zu kauen oder zu schlucken, da dies ihre Wirksamkeit beeinträchtigen kann.

3. **Vorteile** :
- Halspastillen und -pastillen legen eine beruhigende Schicht auf den Hals und reduzieren Reizungen und Trockenheit.
- Inhaltsstoffe wie Menthol oder Eukalyptus haben eine kühlende Wirkung, die dazu beitragen kann, den Hals zu betäuben und Beschwerden zu lindern.
- Einige Halspastillen enthalten Inhaltsstoffe mit milden anästhetischen Eigenschaften, die eine vorübergehende Linderung von Halsschmerzen und Husten bewirken.

4. **Sorten** :
   - Halspastillen und Pastillen gibt es in verschiedenen Geschmacksrichtungen und Formulierungen, um den individuellen Vorlieben gerecht zu werden.
   - Zu den Optionen gehören zuckerfreie Sorten, pflanzliche oder natürliche Formulierungen sowie Produkte mit zusätzlichen Vitaminen oder Mineralien zur Unterstützung des Immunsystems.

5. **Vorsichtsmaßnahmen** :
   - Geben Sie kleinen Kindern keine Halsbonbons oder Pastillen, da diese eine Erstickungsgefahr darstellen können.
   - Verwenden Sie Halstabletten und Pastillen vorschriftsmäßig und überschreiten Sie nicht die empfohlene Dosierung.
   - Manche Personen reagieren möglicherweise allergisch auf bestimmte Inhaltsstoffe von Halspastillen. Daher ist es wichtig, das Produktetikett auf mögliche Allergene zu überprüfen.

Halspastillen und -pastillen sind praktische und tragbare Heilmittel gegen trockene Hustensymptome, die sofortige Linderung verschaffen und Halsreizungen lindern. Halten Sie einen Vorrat dieser halsberuhigenden Produkte bereit, um den ganzen Tag über eine schnelle und wirksame Linderung zu erzielen.

G. Verwendung von Luftbefeuchtern

1. **Auswahl** :
   - Wählen Sie einen Luftbefeuchter, der Ihren Bedürfnissen und Vorlieben entspricht, z. B. einen Kaltnebel- oder Warmnebel-Luftbefeuchter.
   - Berücksichtigen Sie die Größe des Raums, in dem der Luftbefeuchter verwendet wird, um eine ausreichende Abdeckung zu gewährleisten.
   - Achten Sie auf Funktionen wie einstellbare Luftfeuchtigkeitseinstellungen, Timer und automatische Abschaltung für Komfort und Benutzerfreundlichkeit.

2. **Platzierung** :
   - Stellen Sie den Luftbefeuchter im Schlafzimmer oder in anderen häufig genutzten Bereichen auf, in denen Sie die meiste Zeit verbringen.
   - Stellen Sie den Luftbefeuchter auf eine ebene, stabile Oberfläche, fern von direkter Sonneneinstrahlung und Wärmequellen.
   - Halten Sie den Luftbefeuchter mindestens einige Meter von Wänden und Möbeln entfernt, um

eine ordnungsgemäße Luftzirkulation und Feuchtigkeitsverteilung zu gewährleisten.

3. **Vorgang** :
   - Füllen Sie den Wassertank des Luftbefeuchters gemäß den Anweisungen des Herstellers mit sauberem, gefiltertem Wasser.
   - Passen Sie die Luftfeuchtigkeitseinstellungen an, um den gewünschten Feuchtigkeitsgrad in der Luft zu erreichen.
   - Lassen Sie den Luftbefeuchter kontinuierlich oder nach Bedarf laufen, insbesondere bei trockenem Wetter oder in den Wintermonaten, wenn die Raumluft tendenziell trockener ist.
   - Reinigen Sie den Luftbefeuchter regelmäßig, um die Bildung von Schimmel, Bakterien und Mineralablagerungen zu verhindern, und befolgen Sie dabei die Wartungsanweisungen des Herstellers.

4. **Vorteile** :
   - Luftbefeuchter spenden der Luft Feuchtigkeit und helfen so, Trockenheit im Hals und in den Atemwegen zu lindern.
   - Erhöhte Luftfeuchtigkeit kann Halsreizungen lindern, Husten lindern und die Atemwege angenehmer machen, insbesondere bei Personen mit trockenen Hustensymptomen.

- Luftbefeuchter können auch die Luftqualität in Innenräumen verbessern, indem sie Staub, Allergene und Luftschadstoffe reduzieren und so eine gesündere Atemumgebung schaffen.

5. **Vorsichtsmaßnahmen** :

- Überwachen Sie die Luftfeuchtigkeit regelmäßig, um eine übermäßige Feuchtigkeitsansammlung zu verhindern, die Schimmelbildung und andere Atemwegsprobleme begünstigen kann.
- Verwenden Sie im Luftbefeuchter destilliertes oder demineralisiertes Wasser, um das Risiko von Mineralablagerungen und mikrobieller Kontamination zu minimieren.
- Reinigen und warten Sie den Luftbefeuchter gemäß den Anweisungen des Herstellers, um optimale Leistung und Sicherheit zu gewährleisten.

Der Einbau eines Luftbefeuchters in Ihre häusliche Umgebung kann zahlreiche Vorteile für die Gesundheit der Atemwege mit sich bringen und die Symptome von trockenem Husten lindern. Verwenden Sie regelmäßig einen Luftbefeuchter, um eine optimale Luftfeuchtigkeit aufrechtzuerhalten und Komfort und Wohlbefinden zu fördern.

H. Atemübungen

1. Zwerchfellatmung (tiefe Atmung) :

- Setzen oder legen Sie sich in einer bequemen Position mit geradem Rücken hin.
- Legen Sie eine Hand auf Ihre Brust und die andere auf Ihren Bauch.
- Atmen Sie tief durch die Nase ein und lassen Sie dabei zu, dass sich Ihr Bauch hebt, während Sie Ihre Lungen mit Luft füllen.
- Atmen Sie langsam und vollständig durch den Mund aus und spüren Sie, wie sich Ihr Bauch senkt, während Sie die Luft ablassen.
- Wiederholen Sie dieses tiefe Atemmuster mehrere Minuten lang und konzentrieren Sie sich dabei darauf, Ihren Körper zu entspannen und Ihren Geist zu beruhigen.

2. Lippenatmung :

- Sitzen oder stehen Sie entspannt mit geradem Rücken.
- Atmen Sie langsam und tief durch die Nase ein und zählen Sie dabei bis zwei.
- Schmücken Sie Ihre Lippen, als ob Sie pfeifen oder eine Kerze ausblasen würden.
- Atmen Sie langsam und sanft durch gespitzte Lippen aus und zählen Sie dabei bis vier, wobei das

Ausatmen doppelt so lang sein sollte wie das Einatmen.

- Wiederholen Sie dieses Atemmuster mit geschürzten Lippen mehrere Atemzüge lang und konzentrieren Sie sich dabei darauf, einen gleichmäßigen und kontrollierten Atemfluss aufrechtzuerhalten.

3. **Abwechselnde Nasenatmung (Nadi Shodhana)** :

- Setzen Sie sich bequem hin, mit gerader Wirbelsäule und entspannten Schultern.
- Legen Sie Ihre linke Hand mit der Handfläche nach oben auf Ihr linkes Knie.
- Verschließen Sie mit der rechten Hand das rechte Nasenloch mit dem Daumen und atmen Sie tief durch das linke Nasenloch ein.
- Lassen Sie Ihr rechtes Nasenloch los und schließen Sie Ihr linkes Nasenloch mit Ihrem Ringfinger, während Sie langsam durch Ihr rechtes Nasenloch ausatmen.
- Atmen Sie durch Ihr rechtes Nasenloch ein, schließen Sie es dann mit Ihrem Daumen und atmen Sie durch Ihr linkes Nasenloch aus.
- Wechseln Sie weiterhin abwechselnd durch jedes Nasenloch ein und aus und konzentrieren Sie sich dabei auf eine gleichmäßige und kontrollierte Atmung.

4. **Box-Atmung (Quadrat-Atmung)** :

   - Sitzen oder stehen Sie in einer bequemen Position mit geradem Rücken.
   - Atmen Sie tief durch die Nase ein und zählen Sie dabei bis vier. Stellen Sie sich vor, Sie zeichnen die erste Seite eines Quadrats nach.
   - Halten Sie den Atem an und zählen Sie bis vier, während Sie sich die zweite Seite des Quadrats vorstellen.
   - Atmen Sie langsam und vollständig durch den Mund aus und zählen Sie dabei bis vier, wobei Sie die dritte Seite des Quadrats nachzeichnen.
   - Halten Sie den Atem erneut an und zählen Sie bis vier, um das Quadrat zu vervollständigen.
   - Wiederholen Sie dieses Box-Atmungsmuster mehrere Zyklen lang und konzentrieren Sie sich dabei auf Entspannung und Stressabbau. Atemübungen können dazu beitragen, die Lungenfunktion zu verbessern, Stress abzubauen und die Entspannung zu fördern, was sie zu wertvollen Hilfsmitteln zur Behandlung von trockenen Hustensymptomen macht. Integrieren Sie diese einfachen Übungen in Ihren Alltag, um die Gesundheit der Atemwege und das allgemeine Wohlbefinden zu verbessern.

Kapitel 4

Rezeptfreie Medikamente

Während Hausmittel und Änderungen des Lebensstils häufig Linderung bei trockenem Husten verschaffen können, können rezeptfreie Medikamente (OTC) bei der Behandlung anhaltender Symptome oder der Behandlung zugrunde liegender Ursachen hilfreich sein. Es ist wichtig, rezeptfreie Medikamente sorgfältig auszuwählen und sie gemäß den Anweisungen des Herstellers oder der Empfehlung eines medizinischen Fachpersonals anzuwenden.

A. **Hustenstiller** :
   1. **Dextromethorphan (DM)** :
       - Unterdrückt den Hustenreflex, indem es auf das Hustenzentrum im Gehirn einwirkt.
       - Erhältlich in verschiedenen Formen, einschließlich Sirup, Lutschtabletten und Tabletten.
       - Seien Sie vorsichtig, wenn Sie es mit anderen Medikamenten kombinieren, da es zu Wechselwirkungen mit bestimmten Medikamenten oder zu Schläfrigkeit kommen kann.
   2. **Codein (in einigen Formulierungen erhältlich)** :

- Unterdrückt den Hustenreflex durch Einwirkung auf das Zentralnervensystem.
- Normalerweise in Kombination mit anderen Medikamenten wie Paracetamol oder Guaifenesin erhältlich.
- In einigen Ländern ist aufgrund der Gefahr von Missbrauch und Abhängigkeit ein Rezept erforderlich.

B. **Expektorantien** :
- **Guaifenesin** :
- Hilft, den Schleim in den Atemwegen zu lösen und zu verdünnen, sodass er leichter durch Husten ausgeschieden werden kann.
- Erhältlich in verschiedenen Formulierungen, einschließlich Sirup, Tabletten und Tabletten mit verlängerter Wirkstofffreisetzung.
- Trinken Sie während der Einnahme von Guaifenesin viel Flüssigkeit, um seine Wirksamkeit bei der Schleimverdünnung zu verstärken.

C. **Abschwellende Mittel** :
- **Pseudoephedrin** :
- Lindert verstopfte Nase durch Verengung der Blutgefäße in den Nasengängen.

- Erhältlich in Tabletten- oder flüssiger Form, oft kombiniert mit anderen Erkältungs- oder Grippemedikamenten.
   - Seien Sie bei Personen mit bestimmten Erkrankungen wie Bluthochdruck oder Herzerkrankungen vorsichtig.
   - **Phenylephrin** :
   - Wirkt ähnlich wie Pseudoephedrin, ist jedoch weniger wirksam und kann weniger Nebenwirkungen haben.
   - Erhältlich als Nasenspray oder orale Tablette.

D. **Antihistaminika** :
   - **Diphenhydramin (Benadryl)** :
   - Hilft bei der Linderung von Allergiesymptomen wie Niesen, laufender Nase und juckendem Hals, die zu Husten führen können.
   - Kann Schläfrigkeit verursachen, daher wird es oft vor dem Schlafengehen eingenommen.
   - **Loratadin (Claritin) oder Cetirizin (Zyrtec)** :
   - Antihistaminika, die nicht schläfrig machen und Allergiesymptome lindern, ohne eine nennenswerte Sedierung hervorzurufen.

E. **Nasensprays** :
   - **Salzhaltiges Nasenspray** :

- Hilft, die Nasengänge zu befeuchten und verstopfte Nase zu lindern.
- Sicher für die Anwendung bei Erwachsenen und Kindern und kann so oft wie nötig verwendet werden.

Bevor Sie ein rezeptfreies Medikament einnehmen, ist es wichtig, das Etikett sorgfältig zu lesen und die empfohlenen Dosierungsanweisungen zu befolgen. Wenn Sie Fragen oder Bedenken zu rezeptfreien Medikamenten haben, wenden Sie sich an einen Apotheker oder eine medizinische Fachkraft, um eine auf Ihre spezifischen Bedürfnisse und Ihre Krankengeschichte zugeschnittene Beratung zu erhalten.

A. **Antitussiva**

Antitussiva sind Medikamente, die speziell zur Unterdrückung des Hustens entwickelt wurden, indem sie auf den Hustenreflex einwirken. Sie können hilfreich sein, um trockenen, unproduktiven Husten zu lindern, der mit Erkrankungen wie Erkältungen, Grippe oder Reizhusten einhergeht. Hier sind einige gängige hustenstillende Medikamente:

1. **Dextromethorphan (DM)** :
   - Dextromethorphan ist eines der am häufigsten verwendeten rezeptfreien Antitussiva.
   - Es unterdrückt den Hustenreflex im Gehirn und lindert so den Hustenreiz.
   - Erhältlich in verschiedenen Formen, einschließlich Sirup, Lutschtabletten und Kapseln.
   - Es ist wichtig, Dextromethorphan bestimmungsgemäß zu verwenden und eine Überschreitung der empfohlenen Dosierung zu vermeiden, da ein Missbrauch zu Nebenwirkungen wie Schwindel, Schläfrigkeit oder sogar einer Überdosierung führen kann.

2. **Codein** :
   - Codein ist ein stärkeres Antitussivum, das manchmal zur Behandlung von schwerem oder anhaltendem Husten eingesetzt wird.
   - Es unterdrückt den Husten durch seine Wirkung auf das Zentralnervensystem.
   - Codeinhaltige Medikamente sind in einigen Ländern erhältlich, oft in Kombination mit anderen Inhaltsstoffen wie Paracetamol oder Guaifenesin.
   - Aufgrund seines Missbrauchs- und Abhängigkeitspotenzials ist Codein in vielen Regionen normalerweise nur auf Rezept erhältlich.

3. **Benzonatat** :
   - Benzonatat ist ein nicht-narkotisches Antitussivum, das den Hals und die Lunge betäubt und so den Hustenreiz reduziert.
   - Es ist in Kapselform erhältlich und sollte im Ganzen geschluckt werden, da das Kauen oder Auflösen der Kapseln zu Nebenwirkungen wie Taubheitsgefühl im Mund- und Rachenraum führen kann.
   - Benzonatat ist in einigen Ländern rezeptfrei erhältlich, in anderen ist es jedoch möglicherweise verschreibungspflichtig.

4. **Pholcodin** :
   - Pholcodin ist ein weiteres Antitussivum, das den Hustenreflex im Gehirn unterdrückt.
   – Es ist in einigen Ländern erhältlich und kann in Hustensäften oder Lutschtabletten enthalten sein.
   - Wie andere Antitussiva sollte Pholcodin gemäß der empfohlenen Dosierung und den empfohlenen Vorsichtsmaßnahmen angewendet werden, um Nebenwirkungen zu vermeiden.

Es ist wichtig zu beachten, dass hustenstillende Medikamente zwar Husten lindern können, aber nicht die zugrunde liegende Ursache des Hustens behandeln. Wenn die Hustensymptome trotz der Behandlung mit Antitussiva anhalten oder sich verschlimmern, ist es ratsam, zur weiteren Beurteilung und Behandlung einen Arzt aufzusuchen. Darüber hinaus müssen bestimmte Bevölkerungsgruppen wie Kinder, schwangere oder stillende Personen sowie Personen mit bestimmten Erkrankungen möglicherweise Vorsicht walten lassen oder ärztlichen Rat einholen, bevor sie hustenstillende Medikamente einnehmen.

B. **Expektorantien**

Expektorantien sind Medikamente, die dazu beitragen, den Schleim in den Atemwegen zu lösen und zu verdünnen, wodurch das Abhusten und Ausstoßen erleichtert wird. Sie werden häufig zur Linderung der Symptome einer verstopften Brust und eines produktiven Hustens im Zusammenhang mit Atemwegsinfektionen oder Erkrankungen wie Bronchitis oder Lungenentzündung eingesetzt. Hier sind einige gängige schleimlösende Medikamente:

1. **Guaifenesin** :
   - Guaifenesin ist eines der am häufigsten verwendeten schleimlösenden Medikamente, die rezeptfrei erhältlich sind.

- Es erhöht das Volumen und verringert die Viskosität der Sekrete der Atemwege, sodass diese leichter ausgeschieden werden können.
- Guaifenesin ist in verschiedenen Formulierungen erhältlich, darunter Sirupe, Tabletten und Retardtabletten.
- Es wird im Allgemeinen gut vertragen, aber bei manchen Personen können Nebenwirkungen wie Magen-Darm-Beschwerden, Schwindel oder Schläfrigkeit auftreten.

2. **Bromhexin** :
- Bromhexin ist ein weiteres schleimlösendes Medikament, das die Produktion von Sekreten der Atemwege steigert und deren Viskosität verringert.
– Es ist in einigen Ländern erhältlich und kann in Hustensäften oder Tabletten enthalten sein.
- Bromhexin wird häufig zur Linderung der Symptome akuter Atemwegserkrankungen wie Bronchitis oder Lungenentzündung eingesetzt.

3. **Ipecacuanha** :
- Ipecacuanha ist ein natürliches schleimlösendes Mittel, das aus der Wurzel der Ipecac-Pflanze gewonnen wird.
- Es stimuliert die Bronchialdrüsen, um die Schleimproduktion zu steigern und das Husten zu fördern.

- Ipecacuanha ist in einigen pflanzlichen Hustenmitteln enthalten und kann zur Linderung von Bruststau und produktivem Husten eingesetzt werden.

4. **Ammoniumchlorid** :
- Ammoniumchlorid ist ein schleimlösendes Medikament, das die Schleimhäute der Atemwege reizt und zu erhöhter Schleimproduktion und Husten führt.
- Es ist in einigen Hustensäften oder Lutschtabletten erhältlich und kann zur Linderung der Symptome einer verstopften Brust und produktiven Hustens eingesetzt werden.

Schleimlösende Medikamente können bei Personen hilfreich sein, die unter einer verstopften Brust und produktivem Husten im Zusammenhang mit Atemwegserkrankungen leiden. Es ist jedoch wichtig, schleimlösende Mittel vorschriftsmäßig zu verwenden und einen Arzt aufzusuchen, wenn die Symptome anhalten oder sich verschlimmern. Darüber hinaus müssen bestimmte Bevölkerungsgruppen wie Kinder, schwangere oder stillende Personen sowie Personen mit bestimmten Erkrankungen möglicherweise Vorsicht walten lassen oder ärztlichen Rat einholen, bevor sie schleimlösende Medikamente einnehmen.

C. **Abschwellende Mittel**

Abschwellende Mittel sind Medikamente, die üblicherweise zur Linderung von verstopfter Nase und Nebenhöhlendruck im Zusammenhang mit Infektionen der oberen Atemwege, Allergien oder Nebenhöhlenentzündungen eingesetzt werden. Sie wirken, indem sie die Blutgefäße in den Nasengängen verengen und so Schwellungen und Verstopfungen reduzieren. Hier sind einige gängige abschwellende Medikamente:

1. **Pseudoephedrin** :
   - Pseudoephedrin ist ein weit verbreitetes abschwellendes Mittel, das in oraler Tabletten- oder flüssiger Form erhältlich ist.
   - Es stimuliert die alpha-adrenergen Rezeptoren in der Nasenschleimhaut, was zu einer Vasokonstriktion und einer Verringerung der verstopften Nase führt.
   - Pseudoephedrin kommt häufig in Kombination mit anderen Erkältungs- oder Allergiemedikamenten vor und ist je nach den örtlichen Vorschriften rezeptfrei oder hinter der Apothekentheke erhältlich.
   - Es ist wichtig, Pseudoephedrin bestimmungsgemäß anzuwenden und eine Überschreitung der empfohlenen Dosierung zu

vermeiden, da ein Missbrauch zu Nebenwirkungen wie erhöhter Herzfrequenz, erhöhtem Blutdruck oder Schlaflosigkeit führen kann.

2. **Phenylephrin** :
   - Phenylephrin ist ein abschwellendes Medikament, das Pseudoephedrin ähnelt, jedoch weniger wirksam ist und eine kürzere Wirkungsdauer hat.
   - Es ist häufig in Form eines Nasensprays oder einer oralen Tablette erhältlich und kann zur Linderung einer verstopften Nase im Zusammenhang mit Erkältungen, Allergien oder Nasennebenhöhlenentzündungen eingesetzt werden.
   - Phenylephrin wird im Allgemeinen gut vertragen, kann jedoch bei manchen Personen Nebenwirkungen wie Nervosität, Schwindel oder erhöhten Blutdruck verursachen.

3. **Oxymetazolin** :
   - Oxymetazolin ist ein topisches abschwellendes Mittel, das in Form eines Nasensprays erhältlich ist.
   - Es verengt die Blutgefäße in den Nasengängen und sorgt so für eine schnelle Linderung bei verstopfter Nase.
   - Oxymetazolin-Nasenspray wird häufig zur kurzfristigen Linderung einer verstopften Nase

aufgrund von Erkältungen, Allergien oder Nebenhöhlenentzündungen eingesetzt.

- Es ist wichtig, Oxymetazolin-Nasenspray vorschriftsmäßig zu verwenden und eine längere oder übermäßige Anwendung zu vermeiden, da dies zu einer verstopften Nase oder einer Reizung der Nase führen kann.

4. **Xylometazolin** :
- Xylometazolin ist ein weiteres topisches abschwellendes Mittel, das in Form eines Nasensprays erhältlich ist.
- Es verengt die Blutgefäße in der Nasenschleimhaut und reduziert so eine verstopfte Nase und den Druck in den Nasennebenhöhlen.
- Xylometazolin-Nasenspray wird häufig zur kurzfristigen Linderung einer verstopften Nase im Zusammenhang mit Erkältungen, Allergien oder Nasennebenhöhlenentzündungen eingesetzt.
- Wie bei Oxymetazolin ist es wichtig, Xylometazolin-Nasenspray wie angegeben zu verwenden und eine längere oder übermäßige Anwendung zu vermeiden, um eine verstopfte Nase oder eine Reizung der Nase zu verhindern.

Abschwellende Medikamente können eine wirksame Linderung bei verstopfter Nase und Druck in den Nebenhöhlen bewirken. Sie sollten jedoch mit Bedacht und gemäß den Anweisungen des Herstellers eingesetzt werden, um das Risiko von Nebenwirkungen zu minimieren. Personen mit bestimmten Erkrankungen wie Bluthochdruck, Herzerkrankungen oder Schilddrüsenerkrankungen sollten vor der Einnahme abschwellender Medikamente einen Arzt konsultieren. Darüber hinaus können abschwellende Mittel mit anderen Medikamenten interagieren, daher ist es wichtig, vor der Anwendung auf mögliche Wechselwirkungen mit anderen Medikamenten zu prüfen.

D. **Analgetika und NSAIDs (nichtsteroidale entzündungshemmende Medikamente)**

Analgetika und NSAIDs werden häufig zur Schmerzlinderung und Linderung von Entzündungen eingesetzt, die mit verschiedenen Erkrankungen einhergehen, darunter Atemwegsinfektionen, Kopf- und Muskelschmerzen. Obwohl sie nicht direkt die zugrunde liegende Ursache des Hustens behandeln, können sie dazu beitragen, Beschwerden zu lindern und das allgemeine Wohlbefinden zu verbessern. Hier sind einige gängige Analgetika und NSAIDs:

1. **Acetaminophen (Tylenol)** :
   - Acetaminophen ist ein weit verbreitetes schmerzstillendes und fiebersenkendes Medikament, das zur Schmerzlinderung und Fiebersenkung wirksam ist.
   - Es hemmt die Produktion von Prostaglandinen im Gehirn, die an der Schmerzwahrnehmung und Fieberregulation beteiligt sind.
   - Acetaminophen ist in verschiedenen Formulierungen erhältlich, darunter Tabletten, Kapseln und flüssige Suspensionen, und wird bei bestimmungsgemäßer Anwendung im Allgemeinen gut vertragen.
   - Es ist wichtig, eine Überschreitung der empfohlenen Dosierung von Paracetamol zu vermeiden, da eine Überdosierung zu Leberschäden führen kann.

2. **Ibuprofen (Advil, Motrin) und Naproxen (Aleve)** :
   - Ibuprofen und Naproxen sind NSAIDs, die durch Hemmung der Produktion von Prostaglandinen wirken, die an Entzündungen, Schmerzen und Fieber beteiligt sind.
   - Sie werden häufig zur Linderung leichter bis mittelschwerer Schmerzen eingesetzt, die mit Erkrankungen wie Kopfschmerzen,

Muskelschmerzen und Menstruationsbeschwerden einhergehen.

- Ibuprofen und Naproxen sind in Tabletten-, Kapsel- und flüssiger Form erhältlich und werden bei bestimmungsgemäßer Anwendung im Allgemeinen gut vertragen.

- Zu den Nebenwirkungen von NSAIDs können Magen-Darm-Beschwerden, Magengeschwüre und ein erhöhtes Risiko für kardiovaskuläre Ereignisse gehören, insbesondere bei Langzeitanwendung oder bei hohen Dosen.

3. **Aspirin (Bayer, Bufferin)** :

- Aspirin ist ein NSAID, das häufig zur Schmerzlinderung, Entzündungshemmung und Verhinderung der Blutgerinnung eingesetzt wird.

- Es hemmt die Produktion von Prostaglandinen und Thromboxanen, die an Schmerzen, Entzündungen und Blutgerinnung beteiligt sind.

- Aspirin ist in verschiedenen Formulierungen erhältlich, darunter Tabletten, Kautabletten und magensaftresistente Tabletten.

- Während Aspirin bei bestimmungsgemäßer Anwendung im Allgemeinen gut verträglich ist, kann es insbesondere bei hohen Dosen zu Magen-Darm-Beschwerden, Magengeschwüren und einem erhöhten Blutungsrisiko führen.

4. **Kombinationsprodukte** :
   - Einige rezeptfreie Husten- und Erkältungsmittel können eine Kombination aus Analgetika, NSAIDs, abschwellenden Mitteln, Antihistaminika und/oder Hustenstillern enthalten.
   - Diese Kombinationsprodukte sollen eine Linderung mehrerer Symptome im Zusammenhang mit Atemwegsinfektionen oder Allergien bieten.
   - Es ist wichtig, das Etikett von Kombinationsprodukten sorgfältig zu lesen und die Einnahme mehrerer Medikamente mit denselben Wirkstoffen zu vermeiden, um eine versehentliche Überdosierung zu verhindern.

Vor der Anwendung von Analgetika oder NSAIDs ist es wichtig, die Packungsbeilage sorgfältig zu lesen und sie bestimmungsgemäß anzuwenden. Personen mit bestimmten Erkrankungen wie Lebererkrankungen, Nierenerkrankungen oder Magen-Darm-Geschwüren sollten vor der Einnahme dieser Medikamente einen Arzt konsultieren. Darüber hinaus können NSAIDs mit anderen Medikamenten interagieren. Daher ist es wichtig, vor der Anwendung auf mögliche Wechselwirkungen mit anderen Medikamenten zu achten. Wenn die Schmerzen oder Beschwerden trotz der Behandlung mit Analgetika oder NSAIDs bestehen bleiben, ist es ratsam, zur weiteren

Beurteilung und Behandlung einen Arzt aufzusuchen.

Kapitel 5

Natürliche Nahrungsergänzungsmittel und Kräuter

Natürliche Nahrungsergänzungsmittel und Kräuter können als ergänzende Ansätze eingesetzt werden, um die Symptome von trockenem Husten zu lindern und die allgemeine Gesundheit der Atemwege zu unterstützen. Obwohl sie möglicherweise nicht direkt die zugrunde liegende Ursache des Hustens behandeln, können sie Reizungen und Entzündungen in den Atemwegen lindern. Hier sind einige gängige natürliche Nahrungsergänzungsmittel und Kräuter zur Behandlung von trockenem Husten:

1. **Honig** :
   - Honig wird seit Jahrhunderten als natürliches Heilmittel gegen Husten und Rachenreiz eingesetzt.
   - Es hat antimikrobielle und beruhigende Eigenschaften, die helfen können, trockenen Husten und Halsschmerzen zu lindern.
   - Honig kann allein eingenommen oder für zusätzliche Vorteile mit warmem Wasser, Zitrone oder Kräutertees gemischt werden.

2. **Ingwer** :
- Ingwer hat entzündungshemmende und antimikrobielle Eigenschaften, die helfen können, Halsreizungen zu lindern und Husten zu reduzieren.
- Es kann frisch, als Tee oder in Kapselform eingenommen werden, um die Symptome von trockenem Husten zu lindern.

3. **Eukalyptus** :
- Eukalyptusöl wird häufig als natürliches abschwellendes und schleimlösendes Mittel verwendet.
- Das Einatmen von Eukalyptusdampf oder die Verwendung von Eukalyptusöl in einem Diffusor kann helfen, verstopfte Nase zu lindern und das Atmen zu erleichtern.

4. **Pfefferminze** :
- Pfefferminze enthält Menthol, das als natürliches abschwellendes und halsberuhigendes Mittel wirkt und dabei hilft, Husten zu lindern und das Atmen zu erleichtern.
- Pfefferminztee oder das Einatmen von Pfefferminzdampf können die Symptome von trockenem Husten lindern.

5. **Süßholzwurzel** :
   - Süßholzwurzel hat lindernde Eigenschaften, was bedeutet, dass sie einen beruhigenden Film auf der Rachenschleimhaut bildet und Reizungen und Husten reduziert.
   - Süßholzwurzeltee oder Lutschtabletten können zur Linderung von trockenem Husten und Halsschmerzen verwendet werden.

6. **Marshmallow-Wurzel** :
   - Die Eibischwurzel enthält Schleimstoffe, die eine Schutzschicht über dem Hals bilden und Reizungen lindern.
   - Eibischwurzeltee oder -kapseln können helfen, trockenen Husten zu lindern und das Wohlbefinden im Hals zu fördern.

7. **Thymian** :
   - Thymian enthält Verbindungen mit schleimlösenden und antimikrobiellen Eigenschaften, die helfen können, Schleim zu lösen und Husten zu lindern.
   - Thymian-Tee oder das Einatmen von Thymian-Dampf können die Symptome von trockenem Husten lindern.

8. **Glatte Ulme** :
- Slippery Ulme enthält Schleimstoffe, die eine beruhigende Schicht auf dem Hals bilden und Reizungen reduzieren.
- Lutschpastillen oder Kapseln aus der Ulme können helfen, trockenen Husten zu lindern und das Wohlbefinden im Hals zu fördern.

Bevor Sie natürliche Nahrungsergänzungsmittel und Kräuter verwenden, ist es wichtig, einen Arzt zu konsultieren, insbesondere wenn Sie unter gesundheitlichen Grunderkrankungen leiden oder Medikamente einnehmen. Einige Naturheilmittel können mit bestimmten Medikamenten interagieren oder sind möglicherweise nicht für jeden geeignet. Darüber hinaus ist es wichtig, qualitativ hochwertige, seriöse Produkte zu verwenden und die Dosierungsanweisungen sorgfältig zu befolgen.

Echinacea

Echinacea ist ein beliebtes pflanzliches Heilmittel, das häufig zur Unterstützung der Immunfunktion und zur Linderung der Symptome von Atemwegsinfektionen wie Husten, Erkältungen und Grippe eingesetzt wird. Es wird aus der in

Nordamerika beheimateten Echinacea-Pflanze gewonnen, die seit Jahrhunderten von Indianerstämmen wegen ihrer medizinischen Eigenschaften verwendet wird. Hier sind einige wichtige Punkte zu Echinacea:

1. **Immununterstützung** :
    - Es wird angenommen, dass Echinacea das Immunsystem stimuliert, indem es die Produktion weißer Blutkörperchen steigert, die eine Schlüsselrolle bei der Abwehr von Infektionen spielen.
    - Es enthält Wirkstoffe wie Alkamide, Polysaccharide und Flavonoide, die nachweislich immunmodulatorische Wirkungen haben.

2. **Antivirale und antibakterielle Eigenschaften** :
    - Es wurde festgestellt, dass Echinacea antivirale und antibakterielle Eigenschaften besitzt, die zur Vorbeugung und Behandlung von durch Viren und Bakterien verursachten Atemwegsinfektionen beitragen können.
    - Es kann dazu beitragen, die Schwere und Dauer der mit Atemwegsinfektionen verbundenen Symptome, einschließlich Husten, Halsschmerzen und Verstopfung, zu verringern.

3. **Entzündungshemmende Wirkung** :
- Echinacea hat eine entzündungshemmende Wirkung, die dazu beitragen kann, Entzündungen in den Atemwegen zu reduzieren und Husten- und Verstopfungssymptome zu lindern.
- Es kann helfen, gereiztes Halsgewebe zu beruhigen und die Atmung zu erleichtern.

4. **Formen und Dosierung** :
- Echinacea-Nahrungsergänzungsmittel sind in verschiedenen Formen erhältlich, darunter Kapseln, Tabletten, flüssige Extrakte und Tees.
- Dosierungsempfehlungen können je nach Produkt und Formulierung variieren.
- Es ist wichtig, die Dosierungsanweisungen auf dem Produktetikett zu befolgen oder einen Arzt zu konsultieren, um individuelle Empfehlungen zu erhalten.

5. **Sicherheit und Nebenwirkungen** :
- Bei bestimmungsgemäßer Anwendung gilt Echinacea im Allgemeinen als sicher für die meisten Menschen.
- Nebenwirkungen sind selten, können jedoch bei manchen Personen Magen-Darm-Beschwerden, allergische Reaktionen oder Hautausschlag umfassen.

- Menschen mit Autoimmunerkrankungen, Allergien gegen Pflanzen der Familie der Korbblütler (wie Ambrosia, Ringelblumen oder Gänseblümchen) oder bestimmten Erkrankungen sollten vor der Anwendung von Echinacea einen Arzt konsultieren.

6. **Verwendung als Hustenmittel** :
- Echinacea kann als Teil eines ganzheitlichen Ansatzes zur Behandlung von Hustensymptomen im Zusammenhang mit Atemwegsinfektionen eingesetzt werden.
- Es kann als Nahrungsergänzungsmittel oral eingenommen oder als Tee getrunken werden, um die Immunfunktion zu unterstützen und Husten- und Erkältungssymptome zu lindern.

Insgesamt ist Echinacea ein beliebtes pflanzliches Heilmittel mit potenziellen Vorteilen zur Unterstützung der Immunfunktion und zur Linderung der Symptome von Atemwegsinfektionen, einschließlich Husten. Es sind jedoch weitere Untersuchungen erforderlich, um die Wirksamkeit und Sicherheit bei der Hustenlinderung vollständig zu verstehen. Es ist immer ratsam, vor der Anwendung von Echinacea oder einem anderen pflanzlichen Nahrungsergänzungsmittel einen Arzt zu konsultieren, insbesondere wenn Sie unter gesundheitlichen Vorerkrankungen leiden oder Medikamente einnehmen.

Ingwer

Ingwer, wissenschaftlich bekannt als Zingiber officinale, ist ein vielseitiges Kraut, das seit Jahrhunderten in der traditionellen Medizin wegen seiner vielfältigen gesundheitlichen Vorteile verwendet wird. Es wird häufig als kulinarisches Gewürz sowie als natürliches Heilmittel gegen eine Vielzahl von Beschwerden verwendet, darunter Husten und Atemwegsbeschwerden. Hier sind einige wichtige Punkte über Ingwer und seine potenziellen Vorteile bei der Behandlung von Husten:

1. **Entzündungshemmende Eigenschaften** :
    - Ingwer enthält bioaktive Verbindungen wie Gingerol, die eine starke entzündungshemmende Wirkung haben.
    - Diese entzündungshemmenden Eigenschaften können dazu beitragen, Entzündungen in den Atemwegen zu reduzieren und so Husten und andere Atemwegsbeschwerden zu lindern.

2. **Antioxidative Wirkung** :
   - Ingwer ist reich an Antioxidantien, die dabei helfen, schädliche freie Radikale im Körper zu neutralisieren.
   - Durch die Reduzierung von oxidativem Stress und Entzündungen kann Ingwer dazu beitragen, die Symptome von Atemwegsinfektionen zu lindern und die allgemeine Gesundheit der Atemwege zu unterstützen.

3. **Mukolytische Wirkung** :
   - Ingwer hat schleimlösende Eigenschaften, das heißt, er hilft, Schleim aus den Atemwegen zu lösen und auszutreiben.
   - Dies kann besonders für Personen von Vorteil sein, die unter einer verstopften Brust und produktivem Husten leiden, da Ingwer dabei helfen kann, überschüssigen Schleim zu entfernen und die Atmung zu verbessern.

4. **Hustenstillende Wirkung** :
   - Einige Studien deuten darauf hin, dass Ingwer eine hustenstillende Wirkung haben könnte, was bedeutet, dass er helfen kann, Husten zu unterdrücken.
   - Durch die Linderung von Halsreizungen und die Verringerung des Hustenreizes kann Ingwer die Symptome von trockenem Husten lindern.

5. **Immununterstützung** :
   - Ingwer hat bekanntermaßen immunstärkende Eigenschaften, die dazu beitragen können, die natürlichen Abwehrkräfte des Körpers gegen Atemwegsinfektionen zu stärken.
   - Der regelmäßige Verzehr von Ingwer kann die Immunfunktion unterstützen und das Risiko für Husten und Erkältungen verringern.

6. **Benutzerfreundlichkeit** :
   - Ingwer kann in verschiedenen Formen verzehrt werden, darunter frische Ingwerwurzel, Ingwertee, Ingwerkapseln oder Ingwerpräparate.
   - Vor allem Ingwertee ist ein beliebtes und linderndes Mittel gegen Husten und Atemwegsbeschwerden. Geben Sie einfach frische Ingwerscheiben oder Ingwerteebeutel in heißes Wasser und trinken Sie es über den Tag verteilt.

7. **Sicherheit und Vorsichtsmaßnahmen** :
   - Ingwer gilt im Allgemeinen für die meisten Menschen als sicher, wenn er in moderaten Mengen konsumiert wird.
   - Bei einigen Personen können jedoch leichte Nebenwirkungen wie Sodbrennen, Magenbeschwerden oder allergische Reaktionen auftreten.

- Es ist ratsam, vor der Einnahme von Ingwerpräparaten einen Arzt zu konsultieren, insbesondere wenn Sie unter gesundheitlichen Vorerkrankungen leiden oder Medikamente einnehmen.

Zusammenfassend lässt sich sagen, dass Ingwer ein natürliches Heilmittel mit potenziellen Vorteilen bei der Linderung von Hustensymptomen und der Förderung der Gesundheit der Atemwege ist. Die Aufnahme von Ingwer in Ihre Ernährung oder der Verzehr von Heilmitteln auf Ingwerbasis kann helfen, Husten zu lindern und das allgemeine Wohlbefinden zu unterstützen. Es ist jedoch wichtig, Ingwer sicher zu verwenden und einen Arzt zu konsultieren, wenn Sie Bedenken oder Fragen zur Verwendung zur Hustenlinderung haben.

Marshmallowwurzel

Die Eibischwurzel, auch bekannt als Althaea officinalis, ist ein Kraut, das aufgrund seiner beruhigenden und heilenden Eigenschaften seit langem in der traditionellen Medizin verwendet wird. Es wird häufig zur Linderung verschiedener Atemwegsbeschwerden eingesetzt, darunter Husten und Halsschmerzen. Hier sind einige wichtige

Punkte zur Eibischwurzel und ihren potenziellen Vorteilen bei der Behandlung von Husten:

1. **Demulcent Properties** :
   - Die Eibischwurzel enthält einen hohen Anteil an Schleim, einer gelartigen Substanz, die eine Schutzschicht auf den Schleimhäuten des Rachens und der Atemwege bildet.
   - Diese schleimige Eigenschaft verleiht der Eibischwurzel ihre lindernden Eigenschaften und ermöglicht es ihr, gereiztes Gewebe zu beruhigen und zu befeuchten, wodurch sie wirksam bei der Linderung von trockenem Husten und Halsschmerzen ist.

2. **schleimlösende Wirkung** :
   - Während die Eibischwurzel vor allem für ihre lindernden Eigenschaften bekannt ist, besitzt sie auch eine milde schleimlösende Wirkung.
   - Indem sie hilft, Schleim aus den Atemwegen zu lösen und auszutreiben, kann die Eibischwurzel dabei helfen, eine verstopfte Brust und produktiven Husten zu lindern.

3. **Entzündungshemmende Wirkung** :
   - Eibischwurzel enthält Verbindungen mit entzündungshemmenden Eigenschaften, die helfen

können, Entzündungen im Hals und in den Atemwegen zu reduzieren.

- Diese entzündungshemmende Wirkung kann helfen, Hustensymptome zu lindern, indem sie Reizungen lindert und die Heilung fördert.

4. **Immununterstützung** :
   - Die Eibischwurzel enthält Antioxidantien, die die Immunfunktion unterstützen und vor oxidativem Stress schützen können.
   - Durch die Stärkung der natürlichen Abwehrkräfte des Körpers kann die Eibischwurzel dazu beitragen, das Risiko von Husten und Atemwegsinfektionen zu verringern.

5. **Benutzerfreundlichkeit** :
   - Eibischwurzel kann in verschiedenen Formen konsumiert werden, darunter Tees, Tinkturen, Kapseln und Lutschtabletten.
   - Vor allem Eibischwurzeltee ist ein beliebtes Mittel gegen Husten und Halsschmerzen. Die getrocknete Eibischwurzel einfach einige Minuten in heißem Wasser ziehen lassen, dann abseihen und den Tee nach Bedarf trinken.

6. Sicherheit und Vorsichtsmaßnahmen :
- Eibischwurzel gilt im Allgemeinen als sicher für die meisten Menschen, wenn sie in angemessenen Dosen verwendet wird.
- Allerdings sollten Personen mit bestimmten Erkrankungen wie Diabetes oder niedrigem Blutzucker beim Verzehr von Eibischwurzel Vorsicht walten lassen, da dies Auswirkungen auf den Blutzuckerspiegel haben kann.
- Schwangere oder stillende Personen sollten vor der Verwendung von Eibischwurzel einen Arzt konsultieren.

Zusammenfassend ist die Eibischwurzel ein natürliches Heilmittel mit schleimlösenden und beruhigenden Eigenschaften, das bei der Linderung von Husten und Halsschmerzen helfen kann. Die Aufnahme von Eibischwurzel in Ihre Ernährung oder die Verwendung von Heilmitteln auf Eibischwurzelbasis kann Hustensymptome lindern und die Gesundheit der Atemwege unterstützen. Es ist jedoch wichtig, die Eibischwurzel sicher zu verwenden und einen Arzt zu konsultieren, wenn Sie Bedenken oder Fragen zur Verwendung zur Hustenlinderung haben.

Glatte Ulme

Die Slippery Ulme, wissenschaftlich bekannt als Ulmus rubra, ist ein in Nordamerika beheimateter Baum, der seit Jahrhunderten in der traditionellen Medizin wegen seiner beruhigenden und heilenden Eigenschaften verwendet wird. Die Rinde der Glattulme ist der Teil des Baumes, der am häufigsten für medizinische Zwecke verwendet wird. Es enthält Schleimstoffe, eine gelartige Substanz, die beim Mischen mit Wasser glitschig wird und daher ihren Namen hat. Hier sind einige wichtige Punkte zur Rotulme und ihren potenziellen Vorteilen bei der Behandlung von Husten:

1. **Demulcent Properties** :
   - Glatte Ulmenrinde ist reich an Schleimstoffen, die ihr lindernde Eigenschaften verleihen.
   - Beim Verzehr bildet die Bergulme eine beruhigende und schützende Schicht auf den Schleimhäuten des Rachens und der Atemwege und hilft so, Reizungen und Entzündungen im Zusammenhang mit Husten zu lindern.

2. **Lindert Halsschmerzen** :
   - Slippery Ulme kann helfen, Halsschmerzen zu lindern, indem es Entzündungen reduziert und eine beruhigende Schutzschicht bildet.

- Es kann auch helfen, den Hustenreiz zu reduzieren, indem es gereiztes Halsgewebe beruhigt.

3. **Mukolytische Wirkung** :
- Zusätzlich zu ihren lindernden Eigenschaften hat die Winterulme eine milde schleimlösende Wirkung.
- Es kann dazu beitragen, den Schleim in den Atemwegen zu lösen und zu verdünnen, was das Ausstoßen durch Husten erleichtert und eine Verstopfung der Brust verringert.

4. **Entzündungshemmende Wirkung** :
- Slippery Ulme enthält Verbindungen mit entzündungshemmenden Eigenschaften, die helfen können, Entzündungen im Hals und in den Atemwegen zu reduzieren.
- Diese entzündungshemmende Wirkung kann zusätzlich zu seiner Wirksamkeit bei der Linderung von Hustensymptomen beitragen.

5. **Benutzerfreundlichkeit** :
- Slippery Ulme ist üblicherweise in verschiedenen Formen erhältlich, darunter Tees, Kapseln, Lutschtabletten und Halssprays.
- Slippery-Ulme-Tee, der durch Einweichen von pulverisierter Slippery-Ulmenrinde in heißem

Wasser hergestellt wird, ist ein beliebtes Mittel gegen Husten und Halsschmerzen. Zur Linderung kann es je nach Bedarf mehrmals täglich eingenommen werden.

6. **Sicherheit und Vorsichtsmaßnahmen** :
   - Slippery Ulme gilt im Allgemeinen als sicher für die meisten Menschen, wenn es in angemessenen Dosen verwendet wird.
   - Allerdings sollten Personen mit bestimmten Erkrankungen wie Diabetes oder niedrigem Blutzucker beim Verzehr von Rotulme Vorsicht walten lassen, da dies Auswirkungen auf den Blutzuckerspiegel haben kann.
   - Schwangere oder stillende Personen sollten vor der Anwendung von Slippery Ulme einen Arzt konsultieren.

Zusammenfassend lässt sich sagen, dass die Ulme ein natürliches Heilmittel mit mildernden, schleimlösenden und entzündungshemmenden Eigenschaften ist, das Husten und Halsschmerzen lindern kann. Die Einbeziehung der Rotulme in Ihre Ernährung oder die Verwendung von Heilmitteln auf der Basis der Rotulme kann zu einer Linderung der Hustensymptome führen und die Gesundheit der Atemwege unterstützen. Es ist jedoch wichtig, dass Sie die Ulme sicher verwenden und einen Arzt konsultieren, wenn Sie Bedenken oder Fragen zur Verwendung zur Hustenlinderung haben.

Süßholzwurzel

Die aus der Pflanze Glycyrrhiza glabra gewonnene Süßholzwurzel wird seit Jahrhunderten in der traditionellen Medizin wegen ihrer vielfältigen gesundheitlichen Vorteile verwendet. Aufgrund seiner beruhigenden und entzündungshemmenden Eigenschaften wird es häufig als natürliches Heilmittel gegen Husten, Halsschmerzen und Atemwegserkrankungen eingesetzt. Hier sind einige wichtige Punkte zur Süßholzwurzel und ihren potenziellen Vorteilen bei der Behandlung von Husten:

1. **Demulcent Properties** :
   - Süßholzwurzel enthält Verbindungen, die ihr lindernde Eigenschaften verleihen und es ihr ermöglichen, eine beruhigende und schützende Schicht auf den Schleimhäuten des Rachens und der Atemwege zu bilden.
   - Diese schleimige Qualität lindert Reizungen und Entzündungen und ist daher wirksam bei der

Linderung von trockenem Husten und Halsschmerzen.

2. **schleimlösende Wirkung** :
- Süßholzwurzel hat eine schleimlösende Wirkung, das heißt, sie hilft, Schleim aus den Atemwegen zu lösen und auszutreiben.
- Durch die Förderung der Schleimbeseitigung kann die Süßholzwurzel dabei helfen, eine verstopfte Brust und produktiven Husten zu lindern.

3. **Entzündungshemmende Wirkung** :
- Süßholzwurzel enthält Glycyrrhizin, eine Verbindung mit starken entzündungshemmenden Eigenschaften.
- Diese entzündungshemmende Wirkung hilft, Entzündungen im Hals und in den Atemwegen zu reduzieren und lindert Hustensymptome.

4. **Antivirale und antimikrobielle Eigenschaften** :
- Süßholzwurzel besitzt nachweislich antivirale und antimikrobielle Eigenschaften, die bei der Abwehr von Atemwegsinfektionen helfen können.
- Durch die Hemmung des Wachstums von Viren und Bakterien kann die Süßholzwurzel zur

Vorbeugung und Behandlung von Husten und Erkältungen beitragen.

5. **Immununterstützung** :
   - Süßholzwurzel enthält Antioxidantien, die die Immunfunktion unterstützen und vor oxidativem Stress schützen.
   - Durch die Stärkung der natürlichen Abwehrkräfte des Körpers kann die Süßholzwurzel dazu beitragen, die Schwere und Dauer von Husten und Atemwegsinfektionen zu reduzieren.

6. **Benutzerfreundlichkeit** :
   - Süßholzwurzel kann in verschiedenen Formen konsumiert werden, darunter Tees, Kapseln, Extrakte und Lutschtabletten.
   - Süßholzwurzeltee, hergestellt durch Einweichen getrockneter Süßholzwurzel in heißem Wasser, ist ein beliebtes Mittel gegen Husten und Halsschmerzen. Zur Linderung kann es je nach Bedarf mehrmals täglich eingenommen werden.

7. **Sicherheit und Vorsichtsmaßnahmen** :
   - Während Süßholzwurzel bei moderatem Verzehr allgemein als sicher für die meisten Menschen gilt, kann übermäßiger oder längerer Verzehr zu Nebenwirkungen wie Bluthochdruck,

Hypokaliämie (niedriger Kaliumspiegel) und Flüssigkeitsretention führen.

- Personen mit bestimmten Erkrankungen wie Bluthochdruck, Herzerkrankungen, Nierenerkrankungen oder Diabetes sollten beim Verzehr von Süßholzwurzel Vorsicht walten lassen und möglicherweise ganz darauf verzichten.
- Schwangere oder stillende Personen sollten vor der Verwendung von Süßholzwurzel einen Arzt konsultieren.

Zusammenfassend lässt sich sagen, dass Süßholzwurzel ein natürliches Heilmittel mit lindernden, schleimlösenden, entzündungshemmenden und immunstärkenden Eigenschaften ist, das bei der Linderung von Husten und Halsschmerzen helfen kann. Die Aufnahme von Süßholzwurzel in Ihre Ernährung oder die Verwendung von Heilmitteln auf Süßholzwurzelbasis kann Hustensymptome lindern und die Gesundheit der Atemwege unterstützen. Es ist jedoch wichtig, die Süßholzwurzel sicher zu verwenden und einen Arzt zu konsultieren, wenn Sie Bedenken oder Fragen zur Verwendung zur Hustenlinderung haben.

Kapitel 6

Überlegungen zum Lebensstil und zur Ernährung

Zusätzlich zur Verwendung von Heilmitteln und Nahrungsergänzungsmitteln können bestimmte Änderungen des Lebensstils und der Ernährung dabei helfen, trockenen Husten in den Griff zu bekommen und zu lindern. Hier einige Überlegungen:

1. **Flüssigkeitszufuhr** :
   - Trinken Sie viel Flüssigkeit wie Wasser, Kräutertees und Brühen, um den Flüssigkeitshaushalt aufrechtzuerhalten. Dies trägt dazu bei, die Atemwege feucht zu halten und kann Halsreizungen lindern.

2. **Reizstoffe vermeiden** :
   - Vermeiden Sie den Kontakt mit Rauch, Schadstoffen und anderen Umweltreizstoffen, die die Hustensymptome verschlimmern können.
   - Verwenden Sie einen Luftbefeuchter, um der Luft Feuchtigkeit zuzuführen, insbesondere in trockenen Innenräumen. Dies kann helfen, Husten zu lindern und gereizte Atemwege zu beruhigen.

3. **Ruhe und Schlaf** :
   - Gönnen Sie sich ausreichend Ruhe und legen Sie Wert auf Schlaf, um das Immunsystem des Körpers zu unterstützen und die Heilung zu fördern.

4. **Nährstoffreiche Ernährung** :
   - Ernähren Sie sich ausgewogen und reich an Obst, Gemüse, magerem Eiweiß und Vollkornprodukten, um die allgemeine Gesundheit und die Immunfunktion zu unterstützen.
   - Nehmen Sie Lebensmittel mit entzündungshemmenden Eigenschaften wie Ingwer, Knoblauch, Kurkuma und Omega-3-Fettsäuren zu sich, die helfen können, Entzündungen in den Atemwegen zu reduzieren.

5. **Vermeiden Sie auslösende Lebensmittel** :
   - Begrenzen oder vermeiden Sie Lebensmittel, die Hustensymptome verschlimmern können, wie z. B. scharf gewürzte Lebensmittel, säurehaltige Lebensmittel und Getränke, Milchprodukte sowie verarbeitete oder zuckerhaltige Lebensmittel.

6. **Sanfte Übung** :
   - Machen Sie sanfte Übungen wie Gehen, Yoga oder Tai Chi, um die Durchblutung und die Gesundheit der Atemwege zu fördern.

- Vermeiden Sie anstrengende Übungen oder Aktivitäten, die Husten oder Atemwegsbeschwerden verschlimmern können.

7. **Stressmanagement** :
- Üben Sie stressreduzierende Techniken wie Atemübungen, Meditation oder Achtsamkeit, um das Stressniveau zu bewältigen.
- Chronischer Stress kann das Immunsystem schwächen und Hustensymptome verschlimmern. Daher ist es wichtig, gesunde Wege zur Stressbewältigung zu finden.

8. **Gute Mundhygiene** :
- Sorgen Sie für eine gute Mundhygiene, indem Sie regelmäßig Zähne putzen, Zahnseide verwenden und ein alkoholfreies Mundwasser verwenden.
- Die Mundgesundheit kann sich auf die Gesundheit der Atemwege auswirken. Daher kann die Pflege Ihrer Zähne und Ihres Zahnfleisches dazu beitragen, das Risiko oraler Infektionen zu verringern, die zu Husten führen können.

9. **Vermeiden Sie Alkohol und Koffein** :
- Begrenzen oder vermeiden Sie Alkohol und Koffein, da diese zur Dehydrierung beitragen und den Hals reizen und die Hustensymptome verschlimmern können.

10. **Arzt aufsuchen** :
   - Wenn die Hustensymptome länger als ein paar Wochen anhalten, schwerwiegend sind oder von anderen besorgniserregenden Symptomen wie Fieber, Atembeschwerden oder Brustschmerzen begleitet werden, suchen Sie umgehend einen Arzt auf, um eine ordnungsgemäße Diagnose und Behandlung zu erhalten.

Indem Sie diese Lebensstil- und Ernährungsaspekte in Ihren Alltag integrieren, können Sie dazu beitragen, die Symptome von trockenem Husten zu lindern und die Gesundheit der Atemwege zu unterstützen. Wenn die Hustensymptome jedoch trotz dieser Maßnahmen anhalten oder sich verschlimmern, ist es wichtig, zur weiteren Beurteilung und Behandlung einen Arzt aufzusuchen.

Reizstoffe vermeiden

Die Vermeidung von Reizstoffen ist für die Behandlung von trockenem Husten und die Erhaltung gesunder Atemwege von entscheidender Bedeutung. Hier sind einige wichtige Tipps, um die Belastung durch Reizstoffe zu minimieren:

1. **Mit dem Rauchen aufhören** :
   - Wenn Sie rauchen, ist das Aufhören einer der wichtigsten Schritte, die Sie zum Schutz Ihrer Atemwege unternehmen können. Rauchen reizt die Atemwege und führt zu Husten und anderen Atemwegsbeschwerden.

2. **Passivrauchen vermeiden** :
   - Begrenzen Sie die Exposition gegenüber Passivrauchen, der viele der gleichen schädlichen Chemikalien wie Zigarettenrauch enthält und die Atemwege reizen kann.

3. **Reduzieren Sie die Luftverschmutzung in Innenräumen** :
   - Halten Sie die Raumluft sauber, indem Sie Luftreiniger oder Filter verwenden, um Schadstoffe, Staub und Allergene zu entfernen.
   - Lüften Sie Ihr Zuhause regelmäßig, indem Sie Fenster und Türen öffnen, damit frische Luft zirkulieren kann.

4. **Minimieren Sie die Belastung durch Umweltschadstoffe** :
   - Vermeiden Sie es, sich in Gebieten mit hoher Luftverschmutzung aufzuhalten, beispielsweise in der Nähe stark befahrener Straßen oder Industriestandorte.

- Überprüfen Sie die Luftqualitätsberichte und vermeiden Sie Aktivitäten im Freien an Tagen mit hoher Luftverschmutzung.

5. **Schutzausrüstung verwenden** :
- Wenn Sie in Umgebungen mit potenziellen Reizstoffen für die Atemwege wie Staub, Chemikalien oder Dämpfen arbeiten, verwenden Sie geeignete Schutzausrüstung wie Masken oder Atemschutzgeräte.

6. **Allergenexposition reduzieren** :
- Identifizieren und minimieren Sie die Exposition gegenüber Allergenen, die Husten auslösen können, wie z. B. Pollen, Hausstaubmilben, Tierhaare und Schimmel.
- Benutzen Sie allergendichte Bezüge für Kissen und Matratzen und reinigen Sie Bettwäsche und Teppiche regelmäßig, um die Ansammlung von Allergenen zu reduzieren.

7. **Vermeiden Sie starke Gerüche und Parfüme** :
- Starke Gerüche und Duftstoffe können die Atemwege reizen und bei empfindlichen Personen Husten auslösen. Vermeiden Sie nach Möglichkeit die Verwendung oder den Aufenthalt in der Nähe stark riechender Produkte.

8. **Vor Reizstoffen in Innenräumen schützen** :
   - Verwenden Sie ungiftige Reinigungsmittel und vermeiden Sie die Verwendung von Aerosolsprays oder aggressiven Chemikalien, die reizende Dämpfe freisetzen können.
   - Halten Sie die Luftfeuchtigkeit in Innenräumen zwischen 30 und 50 %, um Schimmelbildung vorzubeugen und Reizungen der Atemwege zu reduzieren.

9. **Vor Reizstoffen im Freien schützen** :
   - Tragen Sie an kalten oder windigen Tagen eine Maske oder einen Schal über Mund und Nase, um die Luft zu erwärmen und zu befeuchten, bevor Sie sie einatmen.
   - Vermeiden Sie Aktivitäten im Freien in Zeiten hoher Pollen- oder Luftverschmutzung, insbesondere wenn Sie zu Atemwegsreizungen neigen.

10. **Bleiben Sie auf dem Laufenden** :
    - Bleiben Sie über mögliche Reizstoffe in Ihrer Umgebung informiert und ergreifen Sie proaktive Maßnahmen, um die Exposition zu minimieren.
    - Überwachen Sie Luftqualitätsberichte, Pollenzahlen und andere relevante Informationen, um fundierte Entscheidungen über

Outdoor-Aktivitäten und Expositionsrisiken zu treffen.

Durch die Vermeidung von Atemwegsreizstoffen und die Minimierung der Exposition gegenüber potenziellen Auslösern können Sie dazu beitragen, die Häufigkeit und Schwere von trockenen Hustenanfällen zu reduzieren und die allgemeine Gesundheit der Atemwege zu unterstützen. Wenn Sie spezielle Bedenken oder Fragen zur Vermeidung von Reizstoffen haben, wenden Sie sich an einen Arzt, um individuelle Beratung und Anleitung zu erhalten.

Ernährungsumstellungen zur Behandlung von trockenem Husten

Ernährungsumstellungen können eine wichtige Rolle bei der Behandlung von trockenem Husten und der Unterstützung der Gesundheit der Atemwege spielen. Hier sind einige Ernährungstipps, die Sie beachten sollten:

1. **Bleiben Sie hydriert** :
   - Trinken Sie viel Flüssigkeit, wie zum Beispiel Wasser, Kräutertees und klare Brühen, um die Atemwege feucht zu halten und die Schleimsekrete

zu verdünnen, sodass diese leichter durch Husten ausgeschieden werden können.

2. Konsumieren Sie entzündungshemmende Lebensmittel :

 - Nehmen Sie Lebensmittel zu sich, die reich an entzündungshemmenden Nährstoffen sind, wie Obst, Gemüse, Vollkornprodukte, Nüsse, Samen und fetten Fisch wie Lachs und Makrele.

 - Integrieren Sie regelmäßig Lebensmittel mit entzündungshemmenden Eigenschaften wie Ingwer, Kurkuma, Knoblauch, Zwiebeln und Blattgemüse in Ihre Mahlzeiten.

3. Nehmen Sie Lebensmittel mit hohem Vitamin-C-Gehalt auf :

 - Vitamin C ist für seine immunstärkenden und antioxidativen Eigenschaften bekannt, die dazu beitragen können, die Gesundheit der Atemwege zu unterstützen und die Schwere von Hustensymptomen zu reduzieren.

 - Nehmen Sie Lebensmittel mit hohem Vitamin-C-Gehalt wie Zitrusfrüchte (Orangen, Zitronen, Grapefruits), Kiwi, Erdbeeren, Paprika und Brokkoli in Ihre Ernährung auf.

4. **Flüssigkeitsaufnahme erhöhen** :
   - Trinken Sie warme Flüssigkeiten wie Kräutertees, warmes Wasser mit Zitrone und Honig sowie klare Brühen, die den Hals beruhigen und Husten lindern können.

5. **Vermeiden Sie auslösende Lebensmittel** :
   - Beschränken oder vermeiden Sie Nahrungsmittel und Getränke, die Hustensymptome verschlimmern oder sauren Reflux auslösen können, wie z. B. scharf gewürzte Speisen, säurehaltige Nahrungsmittel und Getränke (Zitrusfrüchte, Tomaten, Kaffee, kohlensäurehaltige Getränke), Milchprodukte sowie verarbeitete oder zuckerhaltige Nahrungsmittel.

6. **Honig und Zitrone einarbeiten** :
   - Honig hat natürliche antibakterielle und beruhigende Eigenschaften, die helfen können, Halsreizungen zu lindern und Husten zu unterdrücken. Für zusätzliche Linderung Honig in warmes Wasser oder Kräutertees einrühren.
   - Zitrone ist reich an Vitamin C und kann dabei helfen, Schleimsekrete zu verdünnen, sodass sie sich leichter ausscheiden lassen. Drücken Sie für zusätzliche Vorteile frischen Zitronensaft in warmes Wasser oder Kräutertees.

7. Wählen Sie warme und beruhigende Lebensmittel :

- Entscheiden Sie sich für warme, beruhigende Lebensmittel wie Suppen, Eintöpfe, Haferflocken und gekochte Körner, die Ihnen Linderung verschaffen und Linderung verschaffen können.

- Vermeiden Sie zu heiße oder zu kalte Speisen und Getränke, da extreme Temperaturen den Hals reizen und Husten auslösen können.

8. Mäßiger Alkohol- und Koffeinkonsum :

- Begrenzen Sie den Alkohol- und Koffeinkonsum, da diese zur Dehydrierung beitragen und den Hals reizen und die Hustensymptome verschlimmern können.

9. Achten Sie auf eine ausgewogene Ernährung :

- Ernähren Sie sich ausgewogen und mit einer Vielzahl nährstoffreicher Lebensmittel, um die allgemeine Gesundheit und die Immunfunktion zu unterstützen.

- Fügen Sie magere Proteine, gesunde Fette und komplexe Kohlenhydrate hinzu, um wichtige Nährstoffe und Energie für ein optimales Wohlbefinden bereitzustellen.

10. **Hören Sie auf Ihren Körper** :
- Achten Sie darauf, wie Ihr Körper auf verschiedene Nahrungsmittel und Getränke reagiert, und nehmen Sie entsprechende Anpassungen vor.
- Wenn bestimmte Nahrungsmittel oder Getränke die Hustensymptome verschlimmern oder Beschwerden verursachen, sollten Sie erwägen, diese aus Ihrer Ernährung zu streichen oder zu reduzieren.

Indem Sie Ihre Ernährung umstellen und Lebensmittel auswählen, die die Gesundheit der Atemwege unterstützen, können Sie dazu beitragen, die Symptome von trockenem Husten zu lindern und das allgemeine Wohlbefinden zu fördern. Wenn die Hustensymptome jedoch trotz Ernährungsumstellung anhalten oder sich verschlimmern, ist es wichtig, zur weiteren Beurteilung und Behandlung einen Arzt aufzusuchen.

Richtige Schlafhygiene zur Behandlung von trockenem Husten

Gute Schlafhygienepraktiken können zu einer besseren allgemeinen Gesundheit beitragen und helfen, die Symptome von trockenem Husten zu lindern. Hier sind einige Tipps, um einen erholsamen Schlaf zu fördern und nächtlichen Husten zu reduzieren:

1. **Erstellen Sie einen konsistenten Schlafplan** :

 - Gehen Sie jeden Tag, auch am Wochenende, zur gleichen Zeit ins Bett und stehen Sie auf, um die innere Uhr Ihres Körpers zu regulieren und eine bessere Schlafqualität zu fördern.

2. **Erstellen Sie eine entspannende Schlafenszeitroutine** :

 - Entwickeln Sie eine beruhigende Routine vor dem Schlafengehen, um Ihrem Körper zu signalisieren, dass es Zeit zum Entspannen ist. Dazu können Aktivitäten wie Lesen, ein warmes Bad nehmen, Entspannungstechniken wie tiefes Atmen oder Meditation üben oder beruhigende Musik hören.

3. **Schaffen Sie eine angenehme Schlafumgebung** :

 - Sorgen Sie dafür, dass Ihr Schlafzimmer zum Schlafen einlädt, indem Sie es kühl, dunkel und ruhig halten. Verwenden Sie bei Bedarf Verdunklungsvorhänge, Ohrstöpsel oder Geräte mit weißem Rauschen, um äußere Störungen auszublenden.

- Investieren Sie in eine bequeme Matratze und Kissen, die Ihren Körper ausreichend stützen.

4. **Vermeiden Sie Stimulanzien vor dem Schlafengehen** :

- Vermeiden Sie den Konsum von Koffein und Nikotin in den Stunden vor dem Schlafengehen, da diese Ihre Ein- und Durchschlaffähigkeit beeinträchtigen können.

- Begrenzen Sie den Alkoholkonsum, da er den Schlafrhythmus stören und die Hustensymptome verschlimmern kann.

5. **Bildschirmzeit vor dem Schlafengehen begrenzen** :

- Reduzieren Sie den Kontakt mit elektronischen Geräten wie Smartphones, Tablets, Computern und Fernsehern in der Stunde vor dem Schlafengehen. Das von diesen Geräten ausgestrahlte blaue Licht kann die Produktion von Melatonin, dem Hormon, das den Schlaf reguliert, beeinträchtigen.

- Erwägen Sie die Verwendung von Blaulichtfiltern oder „Nachtmodus"-Einstellungen bei elektronischen Geräten, um die Belastung durch blaues Licht am Abend zu reduzieren.

6. **Auf Allergene und Reizstoffe eingehen** :
 - Halten Sie Ihr Schlafzimmer sauber und frei von Staub, Tierhaaren und anderen Allergenen, die Husten auslösen und den Schlaf stören können.
 - Verwenden Sie hypoallergene Bettwäsche und Kissenbezüge, um die Belastung durch Allergene zu minimieren.

7. **Erhöhen Sie Ihren Kopf** :
 - Wenn sich der Husten im flachen Liegen verschlimmert, versuchen Sie, das Kopfende Ihres Bettes anzuheben oder zusätzliche Kissen zu verwenden, um sich abzustützen. Dies kann dazu beitragen, postnasalen Tropfen und Rachenreizungen zu reduzieren.

8. **Bleiben Sie hydriert** :
 - Trinken Sie über den Tag verteilt viel Flüssigkeit, um ausreichend Flüssigkeit zu sich zu nehmen. Versuchen Sie jedoch, die Flüssigkeitsaufnahme in den Stunden vor dem Zubettgehen zu begrenzen, um die Wahrscheinlichkeit zu verringern, dass Sie nachts urinieren müssen.

9. **Hustenmittel vor dem Schlafengehen anwenden** :

- Nehmen Sie vor dem Zubettgehen alle verschriebenen oder rezeptfreien Hustenmittel oder Heilmittel gemäß den Anweisungen Ihres Arztes ein.
- Verwenden Sie Halspastillen, Hustensäfte oder andere Hustenmittel, um Husten und Halsreizungen während der Nacht zu lindern.

10. **Konsultieren Sie einen Arzt** :
- Wenn der nächtliche Husten trotz der Umsetzung von Schlafhygienepraktiken und der Verwendung von Hustenmitteln anhält, konsultieren Sie einen Arzt für weitere Untersuchungen und Behandlungsmöglichkeiten.

Indem Sie diese Schlafhygienepraktiken in Ihre nächtliche Routine integrieren, können Sie eine günstige Umgebung für erholsamen Schlaf schaffen und dazu beitragen, Hustenanfälle während der Nacht zu minimieren. Wenn Husten weiterhin Ihren Schlaf stört oder sich mit der Zeit verschlimmert, sollten Sie sich unbedingt von einem Arzt beraten lassen, um eine angemessene Behandlung zu erhalten.

Kapitel 7

Professionelle medizinische Behandlungsmöglichkeiten bei trockenem Husten

Wenn Hausmittel und Änderungen des Lebensstils bei trockenem Husten keine ausreichende Linderung bringen oder wenn der Husten anhaltend ist oder von anderen besorgniserregenden Symptomen begleitet wird, kann es notwendig sein, einen Arzt aufzusuchen. Hier sind einige professionelle medizinische Behandlungsmöglichkeiten zur Behandlung von trockenem Husten:

1. **Medizinische Beurteilung** :
   - Wenden Sie sich für eine umfassende Beurteilung Ihrer Hustensymptome an einen Arzt, z. B. einen Hausarzt oder einen Lungenarzt.
   - Ihr Arzt wird Ihre Krankengeschichte überprüfen, eine körperliche Untersuchung durchführen und möglicherweise diagnostische Tests wie Röntgenaufnahmen des Brustkorbs, Lungenfunktionstests oder Bluttests anordnen, um die zugrunde liegende Ursache Ihres Hustens zu ermitteln.

2. **Verschreibungspflichtige Medikamente** :
   - Abhängig von der zugrunde liegenden Ursache des Hustens kann Ihr Arzt Medikamente verschreiben, um die Symptome zu lindern und die Grunderkrankung zu behandeln.
   - Beispielsweise können Antibiotika bei bakteriellen Infektionen verschrieben werden, Kortikosteroide können zur Linderung von Entzündungen in den Atemwegen eingesetzt werden und Antihistaminika oder Nasensprays mit Kortikosteroiden können bei Allergien oder postnasalem Tropf empfohlen werden.

3. **Hustenstiller** :
   - Verschreibungspflichtige Hustenmittel wie Codein oder Dextromethorphan können verschrieben werden, um die Häufigkeit und Intensität von Hustenanfällen zu verringern, insbesondere wenn der Husten den Schlaf oder die täglichen Aktivitäten beeinträchtigt.
   - Diese Medikamente sollten mit Vorsicht und unter Anleitung eines medizinischen Fachpersonals angewendet werden, da sie Nebenwirkungen haben können und möglicherweise nicht für jeden geeignet sind.

4. **Bronchodilatatoren** :
   - Bronchodilatatoren wie Albuterol oder Ipratropium können verschrieben werden, um die Atemwege zu öffnen und die Atmung bei Personen mit Asthma oder chronisch obstruktiver Lungenerkrankung (COPD) zu verbessern, die unter Husten und Keuchen leiden.

5. **Behandlung der Grunderkrankungen** :
   - Wenn der trockene Husten durch eine Grunderkrankung wie Asthma, Allergien, gastroösophageale Refluxkrankheit (GERD) oder chronische Bronchitis verursacht wird, konzentriert sich die Behandlung auf die Behandlung und Behandlung der Grunderkrankung.
   - Dazu können Änderungen des Lebensstils, Anpassungen der Medikation oder andere Eingriffe gehören, die auf die spezifische Erkrankung zugeschnitten sind, die zum Husten führt.

6. **Überweisung an Fachärzte** :
   - In einigen Fällen kann Ihr Hausarzt Sie zur weiteren Beurteilung und Behandlung Ihres Hustens an einen Spezialisten wie einen Lungenarzt, Allergologen, Gastroenterologen oder HNO-Arzt überweisen.
   - Spezialisten können Fachwissen zur Diagnose und Behandlung von Erkrankungen der Atemwege,

Allergien, des Magen-Darm-Trakts oder des Rachenraums bereitstellen, die möglicherweise zum Husten beitragen.

7. **Atemtherapie** :
   - Atemtherapeuten können spezielle Behandlungen und Techniken anbieten, um Hustensymptome zu lindern und die Atemfunktion zu verbessern.
   - Dazu können Lungenrehabilitationsprogramme, Atemübungen, Brustphysiotherapie oder der Einsatz von Atemwegsreinigungsgeräten gehören, um die Lunge von Schleim zu befreien.

8. **Unterstützende Pflege** :
   - Zusätzlich zu medizinischen Behandlungen können unterstützende Pflegemaßnahmen empfohlen werden, um die Symptome zu lindern und das Wohlbefinden zu fördern.
   - Dazu kann gehören, ausreichend Flüssigkeit zu sich zu nehmen, Luftbefeuchter oder Dampfinhalationen zur Befeuchtung der Atemwege zu verwenden und den Kontakt mit Reizstoffen oder Auslösern der Atemwege zu vermeiden.

Es ist wichtig, eng mit Ihrem Arzt zusammenzuarbeiten, um einen individuellen

Behandlungsplan zu entwickeln, der auf Ihre spezifischen Bedürfnisse und Ihre Grunderkrankung zugeschnitten ist. Befolgen Sie unbedingt die Empfehlungen Ihres Arztes und nehmen Sie wie angewiesen an den Nachsorgeterminen teil, um Ihre Fortschritte zu überwachen und gegebenenfalls notwendige Anpassungen an Ihrem Behandlungsplan vorzunehmen. Wenn bei Ihnen besorgniserregende oder sich verschlimmernde Symptome auftreten, wenden Sie sich zur weiteren Beurteilung und Behandlung umgehend an Ihren Arzt.

Verschreibungspflichtige Medikamente können von medizinischem Fachpersonal empfohlen werden, um Grunderkrankungen zu behandeln, die zu trockenem Husten beitragen, oder um Hustensymptome zu lindern. Hier sind einige gängige Arten verschreibungspflichtiger Medikamente zur Behandlung von trockenem Husten:

1. **Antibiotika** :
   - Wenn der trockene Husten durch eine bakterielle Infektion wie Lungenentzündung oder Bronchitis verursacht wird, können Antibiotika verschrieben werden, um die zugrunde liegende Infektion zu bekämpfen und den Husten zu lindern.

2. **Kortikosteroide** :
   - Kortikosteroide wie Prednison oder Fluticason können verschrieben werden, um Entzündungen in den Atemwegen und der Lunge zu lindern, insbesondere bei Erkrankungen wie Asthma oder chronisch obstruktiver Lungenerkrankung (COPD), die mit Atemwegsentzündungen und Husten einhergehen.

3. **Antihistaminika** :
   - Antihistaminika wie Cetirizin oder Loratadin können zur Behandlung von Allergien verschrieben werden, die zu Hustensymptomen beitragen, indem sie allergische Reaktionen und Entzündungen in den Atemwegen reduzieren.

4. **Nasale Kortikosteroidsprays** :
   - Kortikosteroid-Nasensprays wie Fluticason oder Mometason können verschrieben werden, um eine verstopfte Nase und postnasale Tropfen zu reduzieren, die bei Personen mit allergischer Rhinitis oder Sinusitis Husten auslösen können.

5. **Bronchodilatatoren** :
   - Bei Personen mit Asthma, COPD oder anderen Atemwegserkrankungen, die mit Husten und

Verengung der Atemwege einhergehen, können Bronchodilatatoren wie Albuterol oder Tiotropium verschrieben werden, um die Atemwege zu öffnen und die Atmung zu verbessern.

6. **Protonenpumpenhemmer (PPIs)** :
   - Protonenpumpenhemmer wie Omeprazol oder Pantoprazol können zur Behandlung der gastroösophagealen Refluxkrankheit (GERD) und zur Reduzierung der Magensäureproduktion verschrieben werden, was dazu beitragen kann, durch sauren Reflux verursachten Husten zu lindern.

7. **ACE-Hemmer** :
   - ACE-Hemmer wie Lisinopril oder Enalapril werden häufig zur Behandlung von Bluthochdruck und Herzinsuffizienz eingesetzt, können jedoch manchmal als Nebenwirkung einen anhaltenden trockenen Husten verursachen. In solchen Fällen kann eine Umstellung auf ein Alternativmedikament erforderlich sein.

8. **Opioid-Hustenstiller** :
   - Opioidbasierte Hustenmittel wie Codein oder Hydrocodon können bei schwerem oder anhaltendem Husten verschrieben werden, der mit anderen Medikamenten nicht ausreichend

kontrolliert werden kann. Diese Medikamente wirken auf das Gehirn und reduzieren den Hustenreiz.

9. **Immunsuppressiva** :
   - Bei bestimmten Autoimmunerkrankungen oder chronischen Lungenerkrankungen können immunsuppressive Medikamente wie Azathioprin oder Methotrexat verschrieben werden, um Entzündungen zu reduzieren und die Immunantwort zu unterdrücken und so zur Linderung der Hustensymptome beizutragen.

10. **Mukolytika** :
    - Mukolytische Medikamente wie Acetylcystein oder Guaifenesin können verschrieben werden, um den Schleim in den Atemwegen zu verdünnen und zu lösen und so das Ausscheiden durch Husten zu erleichtern, insbesondere bei Personen mit chronischer Bronchitis oder Mukoviszidose.

Es ist wichtig, dass Sie bei der Einnahme verschreibungspflichtiger Medikamente die Anweisungen Ihres Arztes sorgfältig befolgen und etwaige Nebenwirkungen oder Bedenken umgehend melden. Informieren Sie Ihren Arzt unbedingt über alle Medikamente, Nahrungsergänzungsmittel und rezeptfreien Medikamente, die Sie derzeit einnehmen, um mögliche Wechselwirkungen oder Komplikationen zu vermeiden. Nehmen Sie verschreibungspflichtige Medikamente immer wie angegeben ein und nehmen Sie an den empfohlenen Folgeterminen teil, um Ihre Fortschritte zu überwachen und Ihren Behandlungsplan bei Bedarf anzupassen.

Immuntherapie zur Behandlung von trockenem Husten

Die Immuntherapie, auch Allergiespritze genannt, ist eine Behandlungsoption, die vor allem bei Personen mit allergischen Erkrankungen eingesetzt wird, die zu chronischem Husten führen, wie etwa allergischer Rhinitis (Heuschnupfen) oder Asthma. So funktioniert die Immuntherapie und welche potenziellen Vorteile sie bei der Behandlung von trockenem Husten bietet:

1. **Ausrichtung auf Allergenempfindlichkeit** :
   - Bei der Immuntherapie wird das Immunsystem schrittweise gegen bestimmte Allergene desensibilisiert, die allergische Reaktionen auslösen.
   - Allergiespritzen enthalten geringe Mengen an Allergenen, gegen die die Person allergisch ist.

Diese Allergene werden im Laufe der Zeit in steigenden Dosen verabreicht, um das Immunsystem beim Aufbau einer Toleranz zu unterstützen.

2. **Reduzierung allergischer Reaktionen** :
   - Indem das Immunsystem einer allmählich zunehmenden Menge an Allergenen ausgesetzt wird, trägt die Immuntherapie dazu bei, die übertriebene Immunreaktion des Körpers auf diese Allergene zu reduzieren.
   - Dies kann zu einer Verringerung allergischer Symptome wie verstopfter Nase, Niesen, pfeifender Atmung und Husten führen.

3. **Verbesserung der Atemwegssymptome** :
   - Bei Personen mit allergischem Asthma oder allergischer Rhinitis kann eine Immuntherapie dazu beitragen, Entzündungen der Atemwege zu reduzieren und Atemwegssymptome, einschließlich Husten, zu verbessern.
   - Durch die gezielte Bekämpfung der zugrunde liegenden allergischen Auslöser kann die Immuntherapie im Laufe der Zeit zu einer Verringerung der Hustenhäufigkeit und -schwere führen.

4. **Langfristige Vorteile** :
   - Bei der Immuntherapie handelt es sich um einen langfristigen Behandlungsansatz, der in der Regel regelmäßige Injektionen über mehrere Jahre hinweg erfordert, um eine maximale Wirksamkeit zu erzielen.
   - Studien haben gezeigt, dass eine Immuntherapie auch nach Absetzen der Behandlung eine langanhaltende Linderung allergischer Symptome bewirken kann.

5. **Maßgeschneiderte Behandlungspläne** :
   - Immuntherapie-Behandlungspläne werden auf der Grundlage der spezifischen Allergene und der Krankengeschichte des Einzelnen angepasst.
   - Die Behandlung beginnt typischerweise mit einer Aufbauphase, in der über mehrere Monate hinweg Injektionen in steigenden Dosen verabreicht werden, gefolgt von einer Erhaltungsphase, in der in regelmäßigen Abständen Injektionen verabreicht werden, um die Verträglichkeit aufrechtzuerhalten.

6. **Beaufsichtigte Behandlung** :
   - Immuntherapie-Injektionen werden unter der Aufsicht eines Gesundheitsdienstleisters verabreicht, normalerweise in einem klinischen Umfeld.

- Die Patienten werden engmaschig auf etwaige Nebenwirkungen überwacht und bei Bedarf können Anpassungen am Behandlungsplan vorgenommen werden.

7. **Wirksamkeit bei allergischen Erkrankungen** :
- Die Immuntherapie ist am wirksamsten bei Personen mit allergischen Erkrankungen, die durch Umweltallergene wie Pollen, Hausstaubmilben, Tierhaare oder Schimmel verursacht werden.
- Es kann bei nicht allergischen Hustenursachen, wie Atemwegsinfektionen oder Reizstoffexposition, weniger wirksam sein.

8. **Konsultation mit einem Allergologen** :
- Wenn Sie den Verdacht haben, dass Allergien zu Ihrem chronischen Husten beitragen könnten, konsultieren Sie einen Allergologen oder Immunologen für eine umfassende Beurteilung und Besprechung der Behandlungsmöglichkeiten.
- Ihr Arzt kann feststellen, ob eine Immuntherapie für Ihre spezifische Erkrankung geeignet ist, und einen individuellen, auf Ihre Bedürfnisse zugeschnittenen Behandlungsplan entwickeln.

Eine Immuntherapie kann eine wirksame Behandlungsoption für Personen mit allergischen Erkrankungen sein, die zu chronischem Husten führen. Durch die gezielte Bekämpfung der zugrunde liegenden allergischen Auslöser kann die Immuntherapie dazu beitragen, die Hustenhäufigkeit und -schwere im Laufe der Zeit zu reduzieren, was zu einer Verbesserung der Atemwegsgesundheit und der allgemeinen Lebensqualität führt.

Überweisung an einen Spezialisten für die Behandlung von trockenem Husten

Bei der Behandlung von trockenem Husten kann eine Überweisung an einen Spezialisten zur weiteren Beurteilung, Diagnose und speziellen Behandlungsmöglichkeiten erforderlich sein. So kann eine Überweisung an einen Spezialisten Personen mit anhaltenden oder komplexen Hustensymptomen helfen:

1. **Pneumologe (Beatmungsspezialist)** :
   - Ein Pneumologe ist ein Arzt, der auf die Diagnose und Behandlung von Atemwegserkrankungen und -erkrankungen, einschließlich Hustenstörungen, spezialisiert ist.

- Eine Überweisung an einen Lungenarzt kann für Personen mit chronischem oder unerklärlichem Husten angebracht sein, der auf anfängliche Behandlungen nicht angesprochen hat oder mit Atemwegserkrankungen wie Asthma, chronisch obstruktiver Lungenerkrankung (COPD), interstitieller Lungenerkrankung oder Bronchiektasie in Zusammenhang steht.

2. **Allergologe/Immunologe** :

- Ein Allergologe oder Immunologe ist auf die Diagnose und Behandlung von allergischen Erkrankungen und Störungen des Immunsystems spezialisiert.

- Eine Überweisung an einen Allergologen oder Immunologen kann bei Personen mit Hustensymptomen empfohlen werden, bei denen der Verdacht besteht, dass sie mit Allergien in Zusammenhang stehen, wie z. B. allergischer Rhinitis (Heuschnupfen), allergischem Asthma oder Überempfindlichkeitsreaktionen auf Umweltauslöser.

3. **Gastroenterologe** :

- Ein Gastroenterologe ist ein Arzt, der sich auf die Diagnose und Behandlung von Störungen des Verdauungssystems spezialisiert hat, einschließlich gastroösophagealer Refluxkrankheit (GERD) und gastrointestinalem Refluxhusten.

- Bei Personen mit chronischem Husten, bei dem der Verdacht besteht, dass er durch GERD oder andere Erkrankungen der Speiseröhre verursacht oder verschlimmert wird, kann eine Überweisung an einen Gastroenterologen gerechtfertigt sein.

4. **HNO-Arzt (Hals-Nasen-Ohrenarzt)** :
- Ein HNO-Arzt ist auf die Diagnose und Behandlung von Erkrankungen des Ohrs, der Nase, des Rachens und verwandter Strukturen spezialisiert.
- Eine Überweisung an einen HNO-Arzt kann bei Personen mit chronischem Husten erforderlich sein, bei dem der Verdacht besteht, dass er mit Hals- oder Kehlkopfbeschwerden zusammenhängt, wie z. B. laryngopharyngealer Reflux (LPR), Funktionsstörung der Stimmbänder oder chronischer Rachenreizung.

5. **Spezialist für Infektionskrankheiten** :
- Ein Spezialist für Infektionskrankheiten ist ein Arzt, der auf die Diagnose und Behandlung von Infektionskrankheiten spezialisiert ist, die durch Bakterien, Viren, Pilze oder Parasiten verursacht werden.
- Bei Personen mit Hustensymptomen, bei denen der Verdacht besteht, dass sie durch

zugrunde liegende Infektionen wie Lungenentzündung, Tuberkulose oder Lungenpilzinfektionen verursacht werden, kann eine Überweisung an einen Spezialisten für Infektionskrankheiten angebracht sein.

6. **Rheumatologe** :
   - Ein Rheumatologe ist ein Arzt, der sich auf die Diagnose und Behandlung von Autoimmun- und Entzündungserkrankungen spezialisiert hat, einschließlich Erkrankungen des Bindegewebes, die die Lunge beeinträchtigen und Hustensymptome verursachen können.
   - Bei Personen mit Hustensymptomen, bei denen der Verdacht besteht, dass sie mit zugrunde liegenden Autoimmunerkrankungen wie rheumatoider Arthritis, systemischem Lupus erythematodes oder Sarkoidose zusammenhängen, kann eine Überweisung an einen Rheumatologen in Betracht gezogen werden.

7. **Neurologe** :
   - In seltenen Fällen können Hustensymptome durch neurologische Erkrankungen verursacht werden, die die Nerven betreffen, die die Hustenreflexe steuern.
   - Bei Personen mit chronischem Husten, bei dem der Verdacht besteht, dass er mit

neurologischen Störungen wie Schlaganfall, Parkinson-Krankheit oder Multipler Sklerose zusammenhängt, kann eine Überweisung an einen Neurologen erforderlich sein.

8. **Multidisziplinärer Ansatz** :

- In manchen Fällen kann ein multidisziplinärer Ansatz, der die Zusammenarbeit verschiedener Spezialisten einschließt, für eine umfassende Beurteilung und Behandlung komplexer Hustenerkrankungen von Vorteil sein.
- Ihr Hausarzt kann Überweisungen koordinieren und die Kommunikation zwischen Spezialisten erleichtern, um eine koordinierte Versorgung sicherzustellen und die Behandlungsergebnisse zu optimieren.

Durch die Überweisung von Personen mit anhaltenden oder komplexen Hustensymptomen an geeignete Spezialisten können Gesundheitsdienstleister sicherstellen, dass Patienten eine umfassende Untersuchung, eine genaue Diagnose und maßgeschneiderte Behandlungspläne erhalten, um die zugrunde liegenden Ursachen ihres Hustens zu bekämpfen und ihre allgemeine Gesundheit der Atemwege und ihre Lebensqualität zu verbessern.

Kapitel 8

Präventionsstrategien zur Behandlung von trockenem Husten

Zur Vorbeugung von trockenem Husten gehört die Minimierung der Reizstoffbelastung, die Behandlung zugrunde liegender Gesundheitszustände und die Übernahme gesunder Lebensgewohnheiten. Hier sind einige Präventionsstrategien, die Sie in Betracht ziehen sollten:

1. **Atemwegsreizstoffe vermeiden** :
   - Minimieren Sie die Belastung durch Tabakrauch, Luftverschmutzung, Staub und andere Umweltreizstoffe, die Husten auslösen können.
   - Verwenden Sie in Ihrem Zuhause Luftreiniger oder Filter, um Allergene und Schadstoffe aus der Luft zu entfernen.

2. **Achten Sie auf gute Hygiene** :
   - Waschen Sie Ihre Hände häufig mit Wasser und Seife, um die Ausbreitung von Atemwegsinfektionen zu reduzieren.
   - Bedecken Sie Mund und Nase beim Husten oder Niesen mit einem Taschentuch oder Ihrem

Ellenbogen, um die Ausbreitung von Keimen zu verhindern.

3. **Grundlegende Gesundheitszustände verwalten** :
- Befolgen Sie die Empfehlungen Ihres Arztes zur Behandlung grundlegender Gesundheitszustände, die zum Husten beitragen können, wie z. B. Asthma, Allergien, GERD oder chronische Bronchitis.
- Nehmen Sie die verschriebenen Medikamente wie verordnet ein und nehmen Sie an regelmäßigen Nachsorgeterminen teil, um Ihren Zustand zu überwachen und die Behandlung bei Bedarf anzupassen.

4. **Bleiben Sie hydriert** :
- Trinken Sie über den Tag verteilt viel Flüssigkeit, um Ihre Atemwege feucht zu halten und die Schleimsekretion zu verdünnen, sodass sie leichter durch Husten ausgeschieden werden kann.

5. **Praktizieren Sie gute Schlafhygiene** :
- Halten Sie einen regelmäßigen Schlafrhythmus ein, schaffen Sie eine entspannende Schlafenszeitroutine und stellen Sie sicher, dass Ihre Schlafumgebung angenehm ist und einen erholsamen Schlaf fördert.

- Heben Sie beim Schlafen Ihren Kopf hoch, wenn sich der Husten nachts verschlimmert, indem Sie zusätzliche Kissen oder ein verstellbares Bett verwenden.

6. **Stress bewältigen** :
- Üben Sie stressreduzierende Techniken wie tiefes Atmen, Meditation, Yoga oder progressive Muskelentspannung, um den Stress abzubauen, der Husten verschlimmern kann.

7. **Bleiben Sie aktiv und trainieren Sie regelmäßig** :
- Treiben Sie regelmäßig Sport, um die Gesundheit der Atemwege und die Immunfunktion zu unterstützen.
- Wählen Sie Aktivitäten, die Ihnen Spaß machen und die Sie in Ihren Alltag integrieren können, wie zum Beispiel Wandern, Radfahren, Schwimmen oder Yoga.

8. **Achten Sie auf eine gesunde Ernährung** :
- Ernähren Sie sich ausgewogen und reich an Obst, Gemüse, Vollkornprodukten, magerem Eiweiß und gesunden Fetten, um die allgemeine Gesundheit und die Immunfunktion zu unterstützen.

- Beschränken Sie die Aufnahme von verarbeiteten Lebensmitteln, zuckerhaltigen Snacks und Getränken mit hohem Koffein- oder Alkoholgehalt, da diese Husten und Entzündungen verschlimmern können.

9. **Mit dem Rauchen aufhören :**
- Wenn Sie rauchen, hören Sie mit dem Rauchen auf, um das Risiko von Atemwegserkrankungen und hustenbedingten Komplikationen zu verringern.
- Suchen Sie Unterstützung bei medizinischem Fachpersonal, Programmen zur Raucherentwöhnung oder Selbsthilfegruppen, um Ihnen dabei zu helfen, erfolgreich mit dem Rauchen aufzuhören.

10. **Bleiben Sie informiert und suchen Sie ärztlichen Rat :**
- Bleiben Sie über die Gesundheit der Atemwege, häufige Ursachen von Husten und vorbeugende Maßnahmen, die Sie ergreifen können, um sich selbst zu schützen, informiert.
- Konsultieren Sie einen Arzt, wenn bei Ihnen anhaltende oder sich verschlimmernde Hustensymptome auftreten, insbesondere wenn diese von anderen besorgniserregenden

Symptomen wie Fieber, Brustschmerzen oder Atembeschwerden begleitet werden.

Indem Sie diese Präventionsstrategien in Ihren Alltag und Lebensstil integrieren, können Sie dazu beitragen, das Risiko, an trockenem Husten zu erkranken, zu minimieren und eine optimale Gesundheit der Atemwege aufrechtzuerhalten. Wenn Sie besondere Bedenken oder zugrunde liegende Gesundheitsprobleme haben, wenden Sie sich an einen Arzt, um eine individuelle Beratung und Anleitung zu vorbeugenden Maßnahmen zu erhalten.

Händehygiene zur Vorbeugung von trockenem Husten

Eine gute Händehygiene ist unerlässlich, um die Ausbreitung von Atemwegsinfektionen zu verhindern, die zu trockenem Husten führen können. Hier sind einige wichtige Vorgehensweisen, die Sie befolgen sollten:

1. **Händewaschtechnik** :
   - Waschen Sie Ihre Hände häufig mindestens 20 Sekunden lang mit Wasser und Seife, insbesondere

nach Husten, Niesen, Naseputzen oder dem Berühren von Oberflächen an öffentlichen Orten.

- Reiben Sie Ihre Hände kräftig aneinander und bedecken Sie dabei alle Oberflächen, einschließlich der Handrücken, zwischen Ihren Fingern und unter Ihren Nägeln.

- Spülen Sie Ihre Hände gründlich unter fließendem Wasser ab und trocknen Sie sie mit einem sauberen Handtuch oder einem Lufttrockner.

2. Verwendung von Händedesinfektionsmittel :

- Wenn Seife und Wasser nicht leicht verfügbar sind, verwenden Sie ein Händedesinfektionsmittel auf Alkoholbasis mit mindestens 60 % Alkohol.

- Tragen Sie eine ausreichende Menge Desinfektionsmittel auf die Handfläche einer Hand auf und reiben Sie Ihre Hände aneinander, sodass alle Oberflächen trocken sind.

- Händedesinfektionsmittel töten viele Arten von Keimen wirksam ab, gegen bestimmte Viren, wie z. B. Noroviren, sind sie jedoch möglicherweise nicht so wirksam wie Seife und Wasser.

3. Vermeiden Sie es, Ihr Gesicht zu berühren :

- Vermeiden Sie es, Augen, Nase und Mund mit ungewaschenen Händen zu berühren, da diese häufige Eintrittspforte für Keime sind, die in Ihren Körper eindringen und Atemwegsinfektionen verursachen können.
- Ermutigen Sie Kinder, das Berühren von Gesicht und Mund zu vermeiden, um das Risiko einer Atemwegserkrankung zu verringern.

4. **Händehygiene an öffentlichen Orten :**
- Achten Sie auf Händehygiene, wenn Sie öffentliche Verkehrsmittel nutzen, einkaufen, auswärts essen oder anderen Aktivitäten außerhalb des Hauses nachgehen.
- Verwenden Sie vor und nach dem Berühren von Oberflächen wie Türklinken, Handläufen, Aufzugsknöpfen, Einkaufswagen und Touchscreen-Kiosken Händedesinfektionstücher oder -gel.

5. **Händewaschen vor dem Essen oder Umgang mit Lebensmitteln :**
- Waschen Sie Ihre Hände gründlich mit Wasser und Seife, bevor Sie Speisen zubereiten oder essen, sowie nach dem Umgang mit rohem Fleisch, Geflügel oder Eiern.

- Richtige Händehygiene kann dazu beitragen, die Übertragung lebensmittelbedingter Krankheitserreger zu verhindern, die Magen-Darm-Infektionen und andere Krankheiten verursachen können.

6. **Händehygiene am Arbeitsplatz und in der Schule** :
   - Fördern Sie Händehygienepraktiken am Arbeitsplatz und in Bildungseinrichtungen, indem Sie Zugang zu Handwascheinrichtungen, Händedesinfektionsmitteln und Lehrmaterialien zu richtigen Händewaschtechniken bereitstellen.
   - Ermutigen Sie Mitarbeiter, Studenten und Besucher, im Krankheitsfall zu Hause zu bleiben, um eine Ausbreitung der Krankheit auf andere zu verhindern.

7. **Mit gutem Beispiel vorangehen** :
   - Gehen Sie mit gutem Beispiel voran, indem Sie selbst gute Händehygienegewohnheiten praktizieren und die Wichtigkeit des Händewaschens gemeinsam mit Ihrer Familie, Freunden und Kollegen betonen.
   - Machen Sie das Händewaschen zu einem festen Bestandteil Ihrer täglichen Aktivitäten und ermutigen Sie andere, dasselbe zu tun.

Durch regelmäßige Händehygiene können Sie dazu beitragen, das Risiko von Atemwegsinfektionen zu verringern und die Ausbreitung von Keimen auf andere zu verhindern, was letztendlich zu einer gesünderen Umwelt für alle beiträgt.

Impfungen zur Vorbeugung von trockenem Husten und Atemwegsinfektionen

Impfungen spielen eine entscheidende Rolle bei der Vorbeugung von trockenem Husten und der Verringerung des Risikos von Atemwegsinfektionen durch Viren und Bakterien. Hier sind einige wichtige Impfungen, die zur Vorbeugung von Atemwegserkrankungen empfohlen werden:

1. **Influenza (Grippe)-Impfstoff** :
    - Der Impfstoff gegen die saisonale Grippe schützt vor dem Grippevirus, das Symptome wie Husten, Fieber, Halsschmerzen und Gliederschmerzen verursachen kann.
    - Die jährliche Grippeimpfung wird allen Personen ab sechs Monaten empfohlen, insbesondere Personen mit einem höheren Risiko für Komplikationen, darunter kleine Kinder, ältere Erwachsene, schwangere Frauen und Personen mit Vorerkrankungen.

2. **Pneumokokken-Impfstoff** :
   - Pneumokokken-Impfstoffe schützen vor Infektionen durch das Bakterium Streptococcus pneumoniae, die zu Lungenentzündung, Bronchitis und anderen Atemwegserkrankungen führen können.
   - Für unterschiedliche Altersgruppen und Risikofaktoren werden unterschiedliche Pneumokokken-Impfstoffe empfohlen. Erwachsene ab 65 Jahren und Personen mit bestimmten Erkrankungen benötigen möglicherweise eine Pneumokokken-Impfung.

3. **COVID-19-Impfstoff** :
   - COVID-19-Impfstoffe sollen vor dem schweren akuten respiratorischen Syndrom Coronavirus 2 (SARS-CoV-2) schützen, das COVID-19 verursacht.
   - Die Impfung gegen COVID-19 wird allen impfberechtigten Personen, einschließlich Jugendlichen und Erwachsenen, empfohlen, um das Risiko einer Infektion, einer schweren Erkrankung und einer Übertragung des Virus zu verringern.

4. **Tdap- und Td-Impfstoffe** :
   - Der Tdap-Impfstoff schützt vor Tetanus, Diphtherie und Pertussis (Keuchhusten), während

der Td-Impfstoff vor Tetanus und Diphtherie schützt.

- Die Tdap-Impfung wird Jugendlichen und Erwachsenen zum Schutz vor Keuchhusten und zur Verhinderung der Ausbreitung von Keuchhusten auf gefährdete Bevölkerungsgruppen, wie z. B. Säuglinge, die zu jung für eine vollständige Impfung sind, empfohlen.

5. **Masern-, Mumps- und Röteln-Impfstoff (MMR)** :

- Der MMR-Impfstoff schützt vor Masern-, Mumps- und Rötelnviren, die neben anderen Komplikationen auch Atemwegsbeschwerden verursachen können.

- Die Impfung gegen Masern, Mumps und Röteln wird Kindern und Erwachsenen empfohlen, die zuvor nicht geimpft wurden oder nicht gegen diese Krankheiten immun sind.

6. **Varizellen (Windpocken)-Impfstoff** :

- Der Varizellen-Impfstoff schützt vor dem Varizella-Zoster-Virus, das Windpocken verursacht, eine ansteckende Virusinfektion, die durch Fieber, Hautausschlag und Atemwegsbeschwerden gekennzeichnet ist.

- Die Impfung gegen Windpocken wird Kindern und Erwachsenen empfohlen, die weder an der Krankheit erkrankt noch dagegen geimpft sind.

7. **Andere Impfstoffe** :
   - Abhängig von individuellen Risikofaktoren, Reiseplänen und Krankengeschichte können andere Impfungen empfohlen werden, um Atemwegsinfektionen und damit verbundenen Komplikationen vorzubeugen. Dazu können Impfungen gegen Hepatitis A und B, Meningokokken-Erkrankungen und Haemophilus influenzae Typ B (Hib) gehören.

Es ist wichtig, sich über die empfohlenen Impfungen gemäß den nationalen Richtlinien auf dem Laufenden zu halten und Gesundheitsdienstleister zu konsultieren, um zu bestimmen, welche Impfungen je nach Alter, Krankengeschichte, Beruf, Reiseplänen und anderen Faktoren geeignet sind. Impfungen schützen nicht nur den Einzelnen vor Atemwegsinfektionen, sondern tragen auch dazu bei, die Ausbreitung von Infektionskrankheiten innerhalb von Gemeinden zu verhindern, und tragen so zur öffentlichen Gesundheit und zum Wohlbefinden bei.

Vermeiden Sie den Kontakt mit Allergenen und Reizstoffen, um trockenem Husten vorzubeugen

Die Minimierung der Exposition gegenüber Allergenen und Reizstoffen ist entscheidend für die Vorbeugung von trockenem Husten, insbesondere bei Personen, die zu Atemwegsallergien oder -empfindlichkeiten neigen. Hier sind einige Strategien, um den Kontakt mit häufigen Allergenen und Reizstoffen zu vermeiden:

1. **Allergene identifizieren** :
    - Arbeiten Sie mit einem Allergologen zusammen, um spezifische Allergene zu identifizieren, die Ihre Hustensymptome auslösen. Zu den häufigsten Allergenen gehören Pollen, Hausstaubmilben, Tierhaare, Schimmelpilzsporen und bestimmte Lebensmittel.

2. **Pollenzahlen überwachen** :
    - Bleiben Sie über die Pollenbelastung in Ihrer Region auf dem Laufenden, insbesondere während der Hochsaison bei Allergien. Beschränken Sie Aktivitäten im Freien an Tagen mit hohem Pollenflug, insbesondere morgens, wenn die Pollenkonzentration normalerweise am höchsten ist.

3. **Halten Sie die Raumluft sauber** :
   - Verwenden Sie hocheffiziente Partikelluftfilter (HEPA) in den Heiz- und Kühlsystemen Ihres Hauses, um in der Luft befindliche Allergene wie Pollen, Staub und Tierhaare einzufangen.
   - Staubsaugen Sie regelmäßig Teppiche, Vorleger und Polstermöbel mit einem Staubsauger, der mit einem HEPA-Filter ausgestattet ist, um Allergene von Innenflächen zu entfernen.

4. **Staubmilben bekämpfen** :
   - Decken Sie Matratzen, Kissen und Boxspringbetten mit allergendichten Bezügen ab, um die Ansammlung von Hausstaubmilben in der Bettwäsche zu verhindern.
   - Waschen Sie Bettwäsche, einschließlich Laken, Kissenbezüge und Decken, wöchentlich in heißem Wasser (130 °F oder höher), um Hausstaubmilben abzutöten und Allergene zu entfernen.

5. **Tierallergene reduzieren** :
   - Begrenzen Sie die Exposition gegenüber Tierallergenen, indem Sie Haustiere von Schlafzimmern und Polstermöbeln fernhalten.
   - Baden Sie Haustiere regelmäßig und pflegen Sie sie im Freien, um Hautschuppen und Allergene im Haushalt zu reduzieren.

6. **Schimmelbildung verhindern** :
- Halten Sie die Luftfeuchtigkeit in Innenräumen zwischen 30 % und 50 %, um Schimmelbildung vorzubeugen. Verwenden Sie bei Bedarf einen Luftentfeuchter, insbesondere in feuchten Bereichen wie Kellern und Badezimmern.
- Beheben Sie Wasserlecks umgehend und sorgen Sie für eine ordnungsgemäße Belüftung in Badezimmern, Küchen und Wäschebereichen, um Feuchtigkeitsansammlungen zu verhindern.

7. **Vermeiden Sie Tabakrauch** :
- Vermeiden Sie den Kontakt mit Tabakrauch, egal ob aus erster Hand oder aus zweiter Hand, da dieser die Hustensymptome und Reizungen der Atemwege verschlimmern kann.
- Wenn Sie rauchen, hören Sie mit dem Rauchen auf und meiden Sie Umgebungen, in denen das Rauchen erlaubt ist, um Ihre Atemwegsgesundheit zu schützen.

8. **Minimieren Sie die Belastung durch starke Gerüche und Chemikalien** :
- Vermeiden Sie den Kontakt mit starken Gerüchen, Parfümen, Reinigungsmitteln und Haushaltschemikalien, die die Atemwege reizen und Husten auslösen können.

- Verwenden Sie natürliche oder parfümfreie Reinigungsprodukte und Lufterfrischer, um die Belastung durch aggressive Chemikalien und flüchtige organische Verbindungen (VOCs) zu minimieren.

9. **Schutzausrüstung tragen** :
    - Tragen Sie bei Aktivitäten im Freien, bei denen Sie möglicherweise Allergenen oder Reizstoffen ausgesetzt sind, wie z. B. Gartenarbeit oder Gartenarbeit, eine Maske oder ein Atemschutzgerät, um in der Luft befindliche Partikel herauszufiltern und Ihre Atemwege zu schützen.

10. **Raumluftqualität überwachen** :
    - Testen Sie Ihr Zuhause auf Luftschadstoffe wie Radon, Kohlenmonoxid und flüchtige organische Verbindungen (VOCs) und ergreifen Sie Maßnahmen, um alle Quellen der Luftverschmutzung in Innenräumen zu mindern.

Indem Sie proaktive Maßnahmen ergreifen, um den Kontakt mit Allergenen und Reizstoffen zu vermeiden, können Sie dazu beitragen, trockenem Husten vorzubeugen und Atemwegsbeschwerden im Zusammenhang mit allergischen Reaktionen und Umweltempfindlichkeiten zu minimieren.

Wenn die Symptome trotz Vermeidungsmaßnahmen bestehen bleiben oder sich mit der Zeit verschlimmern, wenden Sie sich zur weiteren Beurteilung und Behandlung an einen Arzt.

Kapitel 9

Wann Sie einen Arzt aufsuchen sollten

Um eine rechtzeitige Diagnose und eine angemessene Behandlung sicherzustellen, ist es wichtig zu wissen, wann bei trockenem Husten ein Arzt aufgesucht werden muss. Hier sind einige Anzeichen und Symptome, die darauf hinweisen, dass es an der Zeit sein könnte, einen Arzt aufzusuchen:

1. **Anhaltender Husten** : Wenn Ihr Husten länger als drei Wochen anhält und sich mit Hausmitteln oder rezeptfreien Behandlungen nicht bessert, ist es wichtig, ärztlichen Rat einzuholen.

2. **Schwere Hustenanfälle** : Wenn bei Ihnen schwere oder unkontrollierbare Hustenanfälle auftreten, die Ihre Fähigkeit zum Atmen, Sprechen oder Schlafen beeinträchtigen, suchen Sie sofort einen Arzt auf, da dies auf eine schwerwiegendere Grunderkrankung hinweisen könnte.

3. **Bluthusten** : Wenn Sie Blut husten oder Blut in Ihrem Auswurf (Schleim) bemerken, ist es wichtig, umgehend einen Arzt aufzusuchen, da dies ein Zeichen für ein ernstes medizinisches Problem

sein könnte, wie z Lungenentzündung, Bronchitis, Tuberkulose oder Lungenkrebs.

4. **Atembeschwerden** : Wenn Sie zusammen mit Ihrem Husten Atembeschwerden, Kurzatmigkeit, pfeifende Atmung oder Engegefühl in der Brust verspüren, suchen Sie sofort einen Arzt auf, da diese Symptome auf einen möglicherweise lebensbedrohlichen Zustand hinweisen können, z Asthma-Exazerbation, Lungenembolie oder Herzinsuffizienz.

5. **Fieber** : Wenn Sie zusammen mit Ihrem Husten Fieber entwickeln, insbesondere wenn es hoch oder anhaltend ist, kann dies auf eine zugrunde liegende Infektion hinweisen, die eine ärztliche Untersuchung und Behandlung erfordert.

6. **Andere Symptome** : Wenn Ihr Husten von anderen besorgniserregenden Symptomen wie Brustschmerzen, Müdigkeit, Gewichtsverlust, Nachtschweiß oder geschwollenen Lymphknoten begleitet wird, ist es wichtig, einen Arzt für eine gründliche Untersuchung aufzusuchen um die zugrunde liegende Ursache zu ermitteln.

7. **Grunderkrankungen** : Wenn Sie Grunderkrankungen wie Asthma, chronisch

obstruktive Lungenerkrankung (COPD), gastroösophageale Refluxkrankheit (GERD) oder Störungen des Immunsystems haben und sich Ihr Husten verschlimmert oder nicht Wenn Sie auf die Behandlung ansprechen, wenden Sie sich für eine geeignete Behandlung an Ihren Arzt.

8. **Kürzliche Reise oder Exposition** : Wenn Sie kürzlich in Gebiete mit einer hohen Häufigkeit von Atemwegsinfektionen gereist sind oder engen Kontakt mit Personen hatten, die Atemwegssymptome haben, und Sie Husten entwickeln, ist es ratsam, einen Arzt aufzusuchen ärztliche Beratung zum Ausschluss infektiöser Ursachen.

9. **Anhaltende Symptome** : Wenn bei Ihnen zusammen mit Ihrem Husten anhaltende Symptome wie Müdigkeit, Schwäche, Appetitlosigkeit oder Unwohlsein auftreten, wenden Sie sich zur weiteren Abklärung an einen Arzt, da diese Symptome auf eine zugrunde liegende systemische Erkrankung hinweisen können Erkrankung.

10. **Besorgnis über COVID-19** : Wenn Sie Symptome entwickeln, die auf COVID-19 hinweisen, wie Husten, Fieber, Kurzatmigkeit,

Geschmacks- oder Geruchsverlust oder Muskelschmerzen, lassen Sie sich auf COVID-19 testen und befolgen Sie die Richtlinien der öffentlichen Gesundheit für Isolation und medizinische Versorgung.

Wenn Sie sich nicht sicher sind, ob Ihre Symptome eine ärztliche Behandlung rechtfertigen, ist es immer am besten, auf Nummer sicher zu gehen und einen Arzt um Rat zu fragen. Eine schnelle Untersuchung und Behandlung kann dazu beitragen, Komplikationen vorzubeugen und das bestmögliche Ergebnis für Ihre Atemwegsgesundheit sicherzustellen.
Wenn bei Ihnen anhaltende oder schwere Symptome im Zusammenhang mit trockenem Husten auftreten, ist es wichtig, umgehend einen Arzt aufzusuchen. Hier ist der Grund:

1. **Grunderkrankungen** : Anhaltende oder schwere Symptome können auf eine Grunderkrankung hinweisen, die eine Beurteilung und Behandlung durch einen Arzt erfordert. Erkrankungen wie Asthma, chronische Bronchitis, Lungenentzündung oder sogar Lungenkrebs können mit anhaltendem oder starkem Husten einhergehen.

2. **Komplikationen** : Das Ignorieren anhaltender oder schwerwiegender Symptome kann zu Komplikationen führen. Beispielsweise können unbehandelte Atemwegsinfektionen zu schwerwiegenderen Erkrankungen wie Lungenentzündung, Bronchitis oder Atemversagen führen. Eine frühzeitige Intervention kann Komplikationen verhindern und die Ergebnisse verbessern.

3. **Lebensqualität** : Anhaltender oder starker Husten kann Ihre Lebensqualität erheblich beeinträchtigen, indem er den Schlaf stört, tägliche Aktivitäten beeinträchtigt und Unbehagen oder Stress verursacht. Ein Arztbesuch kann helfen, die Symptome zu lindern und Ihr allgemeines Wohlbefinden zu verbessern.

4. **Übertragungsrisiko** : In Fällen, in denen der Husten auf eine infektiöse Ursache wie eine Erkältung, Grippe oder COVID-19 zurückzuführen ist, kann eine sofortige ärztliche Behandlung dazu beitragen, das Risiko einer Übertragung der Infektion auf andere zu verringern . Das Ergreifen geeigneter Vorsichtsmaßnahmen und eine rechtzeitige Behandlung können dazu beitragen, die Übertragung innerhalb Ihres Haushalts und Ihrer Gemeinde einzudämmen.

5. **Diagnostische Beurteilung** : Ein medizinisches Fachpersonal kann eine gründliche Beurteilung durchführen, um die zugrunde liegende Ursache Ihrer Symptome zu ermitteln. Dies kann eine körperliche Untersuchung, eine Überprüfung der Krankengeschichte, diagnostische Tests (z. B. Röntgenaufnahmen des Brustkorbs oder Lungenfunktionstests) und andere Untersuchungen umfassen, um die Grunderkrankung zu identifizieren, die zu Ihrem Husten führt.

6. **Behandlungsoptionen** : Sobald die zugrunde liegende Ursache Ihres Hustens identifiziert ist, können geeignete Behandlungsoptionen empfohlen werden. Dazu können Medikamente, Änderungen des Lebensstils, Atemübungen oder andere Eingriffe gehören, die auf Ihre spezifischen Bedürfnisse und Ihren Zustand zugeschnitten sind.

7. **Überwachung und Nachsorge** : Die Suche nach ärztlicher Hilfe ermöglicht eine kontinuierliche Überwachung Ihrer Symptome und des Ansprechens auf die Behandlung. Ihr Arzt kann Ihren Behandlungsplan nach Bedarf anpassen und eine Nachsorge durchführen, um sicherzustellen, dass Ihre Symptome im Laufe der Zeit effektiv behandelt werden.

Denken Sie daran, dass anhaltende oder schwere Symptome nicht ignoriert werden sollten, da sie auf ein zugrunde liegendes Gesundheitsproblem hinweisen können, das Aufmerksamkeit erfordert. Wenn Sie umgehend medizinische Hilfe in Anspruch nehmen, können Sie die angemessene Pflege und Unterstützung erhalten, die Sie zur Linderung Ihrer Symptome und zur Verbesserung Ihrer Atemwegsgesundheit benötigen.

Trockener Husten selbst gilt normalerweise nicht als schwerwiegende Erkrankung, kann aber ein Symptom eines zugrunde liegenden Gesundheitsproblems sein. Während trockener Husten möglicherweise keine direkten Komplikationen verursacht, können die Bedingungen, die zu anhaltendem oder starkem Husten führen, verschiedene Komplikationen nach sich ziehen. Hier sind einige mögliche Komplikationen, die mit den zugrunde liegenden Ursachen von trockenem Husten verbunden sind:

1. **Atemwegsinfektionen** : Wenn der trockene Husten durch eine Atemwegsinfektion wie Bronchitis, Lungenentzündung oder Grippe

verursacht wird, können folgende Komplikationen auftreten:
- Schwere Atemwegsbeschwerden wie Atembeschwerden oder Kurzatmigkeit.
- Lungenentzündung, insbesondere bei gefährdeten Bevölkerungsgruppen wie kleinen Kindern, älteren Erwachsenen oder Personen mit geschwächtem Immunsystem.
- Akutes Atemnotsyndrom (ARDS), eine lebensbedrohliche Erkrankung, die durch schwere Lungenentzündung und Flüssigkeitsansammlung in den Luftbläschen gekennzeichnet ist.

2. **Asthma** : Bei Personen mit Asthma können Komplikationen auftreten wie:
- Asthma-Exazerbationen oder -Anfälle, die durch starken Husten, pfeifende Atmung, Engegefühl in der Brust und Atembeschwerden gekennzeichnet sind.
- Atemversagen, insbesondere bei schweren Asthmaanfällen, die ohne sofortige medizinische Intervention lebensbedrohlich sein können.

3. **Chronisch obstruktive Lungenerkrankung (COPD)** : Zu den mit COPD und chronischer Bronchitis verbundenen Komplikationen können gehören:

- Exazerbationen der COPD, gekennzeichnet durch schlimmer werdenden Husten, erhöhte Sputumproduktion und Kurzatmigkeit.
- Atemwegsinfektionen, die zu weiteren Lungenschäden führen und die COPD-Symptome verschlimmern können.
- Pulmonale Hypertonie, eine Erkrankung, die durch hohen Blutdruck in den Lungenarterien gekennzeichnet ist, der das Herz belasten und die Lungenfunktion beeinträchtigen kann.

4. **Gastroösophageale Refluxkrankheit (GERD)** : Chronischer Husten aufgrund von GERD kann zu Komplikationen führen wie:
- Entzündung oder Reizung der Speiseröhre, die zu Komplikationen wie Ösophagitis, Ösophagusstrikturen oder Barrett-Ösophagus führen kann.
- Atemwegskomplikationen wie Aspirationspneumonie, bei der Mageninhalt in die Lunge eingeatmet wird und zu einer Lungeninfektion oder -entzündung führt.

5. **Lungenkrebs** : Ein anhaltender trockener Husten kann ein Symptom von Lungenkrebs sein und zu den Komplikationen können gehören:
- Lungenkrebs im fortgeschrittenen Stadium mit Metastasierung (Ausbreitung) auf andere Organe,

was zu systemischen Komplikationen und verringerten Überlebensraten führt.

- Komplikationen im Zusammenhang mit einer Krebsbehandlung wie Chemotherapie, Strahlentherapie oder Operation, einschließlich Nebenwirkungen wie Infektionen, Müdigkeit oder Atemwegserkrankungen.

6. **Psychosoziale Auswirkungen** : Chronischer Husten kann erhebliche psychosoziale Auswirkungen haben und zu Komplikationen führen wie:

- Schlafstörungen, einschließlich Schlaflosigkeit oder Tagesschläfrigkeit, die die kognitiven Funktionen, die Stimmung und die allgemeine Lebensqualität beeinträchtigen können.
- Soziale Isolation oder Rückzug aufgrund von Verlegenheit oder Unbehagen im Zusammenhang mit anhaltendem Husten in der Öffentlichkeit.

Es ist wichtig, die zugrunde liegenden Ursachen von trockenem Husten umgehend zu bekämpfen, um Komplikationen vorzubeugen und die Gesundheit der Atemwege zu verbessern. Wenn bei Ihnen anhaltender oder starker Husten auftritt, wenden Sie sich zur Beurteilung, Diagnose und geeigneten Behandlung an einen Arzt. Eine frühzeitige Intervention kann dazu beitragen,

Komplikationen zu mildern und die Ergebnisse zu verbessern.

Trockener Husten kann ein Symptom verschiedener zugrunde liegender Gesundheitszustände sein, die die Atemwege, den Magen-Darm-Trakt oder das Immunsystem beeinträchtigen. Hier sind einige häufige gesundheitliche Grunderkrankungen, die mit trockenem Husten einhergehen:

1. **Atemwegsinfektionen** :
   - **Erkältung** : Virusinfektionen wie Erkältungen können Reizungen der oberen Atemwege verursachen und zu trockenem Husten führen.
   - **Influenza (Grippe)** : Influenzaviren können Atemwegsbeschwerden wie Husten, Fieber, Halsschmerzen und Gliederschmerzen verursachen.
   - **Bronchitis** : Akute Bronchitis, die häufig durch Virusinfektionen verursacht wird, ist durch eine Entzündung der Bronchien gekennzeichnet und kann zu anhaltendem trockenem Husten führen.
   - **Lungenentzündung** : Bakterielle oder virale Lungenentzündung kann Entzündungen und

Flüssigkeitsansammlungen in der Lunge verursachen, was zu Husten, Fieber und Atembeschwerden führen kann.

2. **Asthma** :
   - **Allergisches Asthma** : Bei Personen mit allergischem Asthma kann der Kontakt mit Allergenen wie Pollen, Hausstaubmilben oder Tierhaaren eine Atemwegsentzündung und einen Bronchospasmus auslösen, was zu Husten und pfeifenden Atemgeräuschen führt.
   - **Nicht-allergisches Asthma** : Zu den Auslösern von nicht-allergischem Asthma können Atemwegsinfektionen, sportliche Betätigung, kalte Luft oder Reizstoffe wie Rauch oder Umweltverschmutzung gehören.

3. **Chronisch obstruktive Lungenerkrankung (COPD)** :
   - **Chronische Bronchitis** : COPD, insbesondere chronische Bronchitis, ist durch anhaltende Entzündung der Bronchien, übermäßige Schleimproduktion und chronischen, produktiven Husten gekennzeichnet.
   - **Emphysem** : Ein Emphysem ist durch eine Schädigung der Lungenbläschen gekennzeichnet, was zu einer Einschränkung des Luftstroms und

Atemwegsbeschwerden wie Husten und Kurzatmigkeit führt.

4. **Gastroösophageale Refluxkrankheit (GERD)** :

- GERD tritt auf, wenn Magensäure in die Speiseröhre zurückfließt, was zu Reizungen und Entzündungen der Speiseröhrenschleimhaut führt. Chronischer Husten aufgrund von GERD verschlimmert sich oft nach dem Essen oder im Liegen und kann mit Sodbrennen oder Aufstoßen einhergehen.

5. **Postnasaler Tropf** :

- Postnasaler Tropfen tritt auf, wenn überschüssiger Schleim aus den Nasengängen in den Rachenraum tropft und zu Reizungen und Husten führt. Es kann durch Allergien, Nebenhöhlenentzündungen oder Umwelteinflüsse verursacht werden.

6. **Interstitielle Lungenerkrankungen** :

- Erkrankungen wie idiopathische Lungenfibrose (IPF), Sarkoidose oder Bindegewebserkrankungen können Entzündungen und Narbenbildung im Lungengewebe verursachen, was zu Husten und Atembeschwerden führen kann.

7. **Nebenwirkungen von Medikamenten** :
   - Bestimmte Medikamente, wie Angiotensin-Converting-Enzym-Hemmer (ACE-Hemmer) zur Behandlung von Bluthochdruck, können als Nebenwirkung einen anhaltenden trockenen Husten verursachen.

8. **Lungenkrebs** :
   - Lungenkrebs, insbesondere nichtkleinzelliger Lungenkrebs, kann Symptome wie anhaltenden Husten, Brustschmerzen, Kurzatmigkeit und Bluthusten verursachen.

9. **Allergische Rhinitis (Heuschnupfen)**:
   - Allergische Rhinitis kann eine verstopfte Nase, Nasentropfen und Halsreizungen verursachen, die insbesondere nachts oder beim Aufwachen zu Husten führen.

10. **Immunschwächestörungen** :
    - Erkrankungen, die das Immunsystem schwächen, wie HIV/AIDS oder Immunschwächesyndrome, können das Risiko von Atemwegsinfektionen und chronischem Husten erhöhen.

Wenn bei Ihnen anhaltender oder schwerer trockener Husten auftritt, ist es wichtig, zur

Beurteilung und geeigneten Behandlung einen Arzt aufzusuchen. Die Erkennung und Behandlung des zugrunde liegenden Gesundheitszustands ist für die Linderung der Symptome und die Verbesserung der Atemwegsgesundheit von entscheidender Bedeutung.

Abschluss

Zusammenfassend lässt sich sagen, dass trockener Husten ein häufiges Symptom ist, das durch verschiedene zugrunde liegende Gesundheitszustände verursacht werden kann, die die Atemwege, den Magen-Darm-Trakt oder das Immunsystem beeinträchtigen. Während gelegentlicher trockener Husten oft harmlos ist und von selbst verschwindet, kann anhaltender oder schwerer Husten auf ein zugrunde liegendes medizinisches Problem hinweisen, das untersucht und behandelt werden muss.

Das Verständnis der möglichen Ursachen von trockenem Husten, einschließlich Atemwegsinfektionen, Asthma, COPD, GERD und anderen, ist für eine wirksame Behandlung und Prävention von Komplikationen von entscheidender Bedeutung. Die rechtzeitige

Erkennung und Behandlung zugrunde liegender Gesundheitszustände kann dazu beitragen, Symptome zu lindern, die Gesundheit der Atemwege zu verbessern und Komplikationen vorzubeugen.

Zusätzlich zu medizinischen Eingriffen können Änderungen des Lebensstils wie die Vermeidung von Allergenen und Reizstoffen, die Ausübung einer guten Händehygiene, die Aufrechterhaltung einer ausreichenden Flüssigkeitszufuhr und die Aufrechterhaltung einer angemessenen Schlafhygiene dazu beitragen, die Häufigkeit und Schwere von trockenen Hustenanfällen zu verringern.

Wenn bei Ihnen anhaltender oder schwerer trockener Husten auftritt oder wenn Ihr Husten von anderen besorgniserregenden Symptomen wie Atembeschwerden, Bluthusten oder Fieber begleitet wird, ist es wichtig, einen Arzt aufzusuchen, um eine gründliche Untersuchung und eine angemessene Behandlung durchzuführen.

Durch das Verständnis der potenziellen Ursachen und Risikofaktoren im Zusammenhang mit trockenem Husten können Einzelpersonen proaktive Maßnahmen ergreifen, um die

Gesundheit ihrer Atemwege zu schützen, die Lebensqualität zu verbessern und das Risiko von Komplikationen im Zusammenhang mit zugrunde liegenden Gesundheitszuständen zu verringern. Durch rechtzeitiges Eingreifen und die richtige Behandlung können viele Fälle von trockenem Husten wirksam behandelt werden, was zu einer Linderung der Symptome und einem verbesserten allgemeinen Wohlbefinden führt.

Hier ist eine Zusammenfassung der wichtigsten Punkte zum trockenen Husten und seiner Behandlung:

1. **Definition und Eigenschaften** :
   - Trockener Husten ist eine Hustenart, die weder Schleim noch Schleim produziert und oft durch ein Kitzeln oder Reizen im Hals gekennzeichnet ist.

2. **Ursachen für trockenen Husten** :
   - Häufige Ursachen sind Atemwegsinfektionen, Asthma, Allergien, GERD, COPD, Medikamente und Umweltreizstoffe.

3. **Häufige Symptome** :

- Zu den Symptomen können anhaltender Husten, Halsreizungen, Heiserkeit, Brustbeschwerden und Atembeschwerden gehören.

4. **Bedeutung der Behandlung** :
- Die Behandlung von trockenem Husten ist wichtig, um Symptome zu lindern, Komplikationen vorzubeugen und die Lebensqualität zu verbessern.

5. **Auswirkungen auf die Lebensqualität** :
- Trockener Husten kann die täglichen Aktivitäten, die Schlafqualität und das allgemeine Wohlbefinden erheblich beeinträchtigen, wenn er nicht behandelt wird.

6. **Komplikationen bei unbehandeltem trockenem Husten** :
- Zu den Komplikationen können Atemwegsinfektionen, eine Verschlimmerung der Grunderkrankungen und psychosoziale Auswirkungen gehören.

7. **Hausmittel** :
- Flüssigkeitszufuhr, Kräutertees, Honig und Zitrone, Dampfinhalation, Gurgeln mit Salzwasser, Halstabletten, Luftbefeuchter, Atemübungen und Ernährungsumstellungen können helfen, trockenen Husten zu lindern.

8. **Rezeptfreie Medikamente** :
   - Antitussiva, Expektorantien, abschwellende Mittel, Analgetika und NSAIDs können bei bestimmten Arten von trockenem Husten Linderung verschaffen.

9. **Natürliche Nahrungsergänzungsmittel und Kräuter** :
   - Echinacea, Ingwer, Eibischwurzel, Echte Ulme und Süßholzwurzel gehören zu den natürlichen Nahrungsergänzungsmitteln und Kräutern, die zur Linderung von Hustensymptomen beitragen können.

10. **Überlegungen zum Lebensstil und zur Ernährung** :
    - Die Vermeidung von Reizstoffen, die Aufrechterhaltung einer angemessenen Schlafhygiene und eine gesunde Ernährung können zur Bewältigung von trockenem Husten beitragen.

11. **Professionelle medizinische Behandlungsmöglichkeiten** :
    - Verschreibungspflichtige Medikamente, Immuntherapie, Überweisung an Spezialisten und Impfungen können zur Behandlung der mit

trockenem Husten verbundenen
Grunderkrankungen empfohlen werden.

12. **Händehygiene** :
 - Eine gute Händehygiene kann dazu beitragen, die Ausbreitung von Atemwegsinfektionen zu verhindern und das Risiko einer Hustenübertragung zu verringern.

13. **Wann Sie einen Arzt aufsuchen sollten** :
 - Suchen Sie bei anhaltendem oder starkem Husten, Bluthusten, Atembeschwerden, Fieber oder anderen besorgniserregenden Symptomen einen Arzt auf.

14. **Zusammenfassung der zugrunde liegenden Gesundheitszustände** :
 - Atemwegsinfektionen, Asthma, COPD, GERD, postnasaler Tropf, interstitielle Lungenerkrankungen, Nebenwirkungen von Medikamenten, Lungenkrebs, allergische Rhinitis und Immunschwächestörungen sind häufige Ursachen für trockenen Husten.

15. **Fazit** :
 - Das Verständnis der Ursachen und Behandlungsstrategien für trockenen Husten ist für eine wirksame Behandlung, Symptomlinderung

und Vorbeugung von Komplikationen von entscheidender Bedeutung.

Durch die Behandlung der zugrunde liegenden Ursachen, die Einführung geeigneter Behandlungsstrategien und die Suche nach ärztlicher Hilfe bei Bedarf können Einzelpersonen effektiv mit trockenem Husten umgehen und ihre Atemwegsgesundheit und Lebensqualität verbessern.

Die richtige Behandlung Ihres trockenen Hustens ist für Ihre allgemeine Gesundheit und Ihr Wohlbefinden von entscheidender Bedeutung. Hier ist eine Ermutigung für diesen wichtigen Schritt:

1. **Linderung von Beschwerden** : Durch die Suche nach einer Behandlung können Sie die durch Ihren trockenen Husten verursachten Beschwerden und Reizungen lindern. Ob anhaltendes Kitzeln im Hals oder häufige Hustenanfälle, die Ihren Alltag stören, die richtige Behandlung kann Linderung verschaffen und Ihr Wohlbefinden verbessern.

2. **Vermeidung von Komplikationen** : Die Behandlung der zugrunde liegenden Ursache Ihres trockenen Hustens kann dazu beitragen, mögliche Komplikationen zu verhindern. Unbehandelte

Atemwegsinfektionen, Asthma-Exazerbationen oder andere Grunderkrankungen können zu schwerwiegenderen Gesundheitsproblemen führen, wenn sie nicht behandelt werden. Eine frühzeitige Suche nach einer geeigneten Behandlung kann dazu beitragen, das Auftreten dieser Komplikationen zu verhindern.

3. **Verbesserung der Lebensqualität** : Chronischer Husten kann Ihre Lebensqualität beeinträchtigen und Ihre Fähigkeit beeinträchtigen, zu schlafen, zu arbeiten, Kontakte zu knüpfen und alltägliche Aktivitäten zu genießen. Durch die Suche nach einer Behandlung können Sie die Kontrolle über Ihre Symptome wiedererlangen und Ihre allgemeine Lebensqualität verbessern.

4. **Maßgeschneiderte Pflege** : Medizinisches Fachpersonal kann eine personalisierte Pflege anbieten, die auf Ihre spezifischen Bedürfnisse und Ihre Krankengeschichte zugeschnitten ist. Sie können Ihre Symptome beurteilen, notwendige Tests oder Bewertungen durchführen und einen Behandlungsplan empfehlen, der die Grundursache Ihres trockenen Hustens angeht und so das wirksamste Ergebnis gewährleistet.

5. **Stärkung durch Wissen** : Wenn Sie einen Arzt aufsuchen, können Sie Ihren Zustand und die Faktoren, die zu Ihrem trockenen Husten beitragen, besser verstehen. Mit Wissen geht Selbstbestimmung einher – Sie sind besser in der Lage, Ihre Symptome in den Griff zu bekommen, fundierte Entscheidungen über Ihre Gesundheit zu treffen und proaktive Maßnahmen zu ergreifen, um zukünftige Episoden zu verhindern.

6. **Unterstützung und Anleitung** : Sie müssen Ihren trockenen Husten nicht alleine bewältigen. Angehörige der Gesundheitsberufe stehen Ihnen während Ihres gesamten Behandlungsverlaufs mit Unterstützung, Anleitung und Sicherheit zur Seite. Ganz gleich, ob Sie Ratschläge zur Änderung Ihres Lebensstils, Hilfe bei der Medikamenteneinnahme oder emotionale Unterstützung benötigen, sie sind hier, um Ihnen zu helfen.

7. **Investition in die langfristige Gesundheit** : Die Initiative zu ergreifen, eine geeignete Behandlung für Ihren trockenen Husten zu suchen, ist eine Investition in Ihre langfristige Gesundheit. Indem Sie zugrunde liegende Gesundheitsprobleme angehen und Ihre Symptome effektiv behandeln, können Sie die Gesundheit Ihrer Atemwege schützen und in den kommenden Jahren eine höhere Lebensqualität genießen.

Denken Sie daran, dass Ihre Gesundheit und Ihr Wohlbefinden Priorität haben sollten. Zögern Sie nicht, einen Arzt um Hilfe bei Ihrem trockenen Husten zu bitten. Durch die Suche nach einer geeigneten Behandlung machen Sie einen wichtigen Schritt in Richtung einer gesünderen und glücklicheren Zukunft.

www.ingramcontent.com/pod-product-compliance
Lightning Source LLC
Chambersburg PA
CBHW071053240526
45471CB00015B/1845